中医简效急救必修课

66讲

孙成力 著

沈卫东 主审

U0279221

方便家庭、旅游、
留学、培训的新派
中医实用课程

上海科学技术出版社

图书在版编目（CIP）数据

中医简效急救必修课66讲 / 孙成力著. -- 上海：
上海科学技术出版社，2020.4（2025.3重印）
ISBN 978-7-5478-4811-1

Ⅰ. ①中… Ⅱ. ①孙… Ⅲ. ①中医急症学 Ⅳ.
①R278

中国版本图书馆CIP数据核字（2020）第055802号

本书由上海市"杏林新星"项目（No. ZY3-RCPY-2-2042）及上海市宝山区科学技术协会科普项目
（No. 2018-02-032）联合资助。

中医简效急救必修课 66 讲

孙成力　著

上海世纪出版（集团）有限公司
上海 科 学 技 术 出 版 社　出版、发行
（上海市闵行区号景路159弄A座9F-10F）
邮政编码201101　　www.sstp.cn
上海锦佳印刷有限公司印刷
开本 700×1000　1/16　印张 12
字数 150千字
2020年4月第1版　2025年3月第10次印刷
ISBN 978-7-5478-4811-1 / R·2032
定价：39.00元

内容提要

　　面对危及生命的突发事件，总有不少人因抢救不及时而遗憾终身，甚至丧失生命。中医急救的历史源远流长，众多精彩案例散落在古籍中，历经数千年的临床检验。本书作者躬亲实践，将其中在临床上实践仍有效验者挑选出来，按照内科、骨伤科、外科、妇科、儿科、五官科、杂病七个方面进行分类，涵盖心悸、哮喘、高血压、扭伤、外伤出血、酒精中毒、食物中毒等多种常见危急病症，运用针灸、推拿、拔罐、简便中药方剂等特色中医疗法来应对，将中医急救"简、便、廉、验"的特色发扬光大。本书为处于突发事件中的读者提供自救良策，也为后续的治疗或抢救争取时间，确为日常家庭及户外救急之必备常识。所介绍的操作简单高效，具有实际应用价值。

　　本书可供一般读者及中医临床工作者、中西医结合医务人员、全科医师、急诊医师阅读参考。

序 言

　　不能解决临床问题的医学很难生存，中医学能发展延续至今，根本在于疗效。

　　中医急救，特别是自己掌握急救的方法尤为重要，就像一把钥匙，开启防病治病之路，自救救人，减轻病痛，意义非凡。

　　作者这本《中医简效急救必修课66讲》，类似抱朴子葛洪的《肘后备急方》，是为了帮助更多人掌握救急的方法，在目前大力提倡医学科普的背景下就更加意味深长。

　　作者虽然攻读的是中医内科学，但他在外科、男科、妇科、针灸等方面都有涉猎，这可能与他早期抄方学医的经历有关，就像我们从医伊始，都希望能看好更多的病，帮助更多的人。

　　2017年他出版了《中医救急实用手册》，纯中医的急救书；2019年夏天，他发来《中医简效急救必修课66讲》书稿邀我写序，我读后才了解，他并非只是整理，而是身体力行地"学而时习之"，并在前人的急救基础上有所发扬。

　　2018年他在云南省南涧彝族自治县支边期间，望诊、脉诊、中药、针灸，一气呵成，常"针入即效"，一时轰动，患者云集，并获得上海市宝山区人民政府"扶贫攻坚突出贡献"嘉奖。这是他勤学苦练、厚积薄发的结果，也证明了中医不是"慢郎中"，也可以精准、快速地治病救人。

　　王阳明心学重视"知行合一"。我常对学生们说：一要有信仰，二要执着，三要有自己的特色。方向明确，坚持不懈，有自己独立的思想并保持初心，知而行之，这样才能有所成长。

作者孙成力是我的博士生，一直以来喜欢中医、相信中医，对中医情有独钟，一直不忘初心，砥砺前行。我期待他新的成长，并对他寄予厚望。是为序。

上海市名中医　何立群

2019 年 7 月 7 日于上海

中医急救必听课
——国人的自救智慧（代前言）

学习中医最重要的是学什么？

养生保健？中医基础理论？还是四大经典？

这些都很重要，四大经典更是中医的基石。但是，这些都需要长时间的系统学习。如果自己或亲友突发中风、心绞痛甚至心肌梗死，怎么办？外出或旅游时，忽然扭了腰、崴了脚，或由急性胃肠炎引起上吐下泻，怎么办？心仪的女孩突发痛经，怎么办？出国在外，痔疮发作，又怎么办？

平时成绩虽好，遇到病痛意外，却无一点手段应急，手足无措，只能徒呼奈何。人生无常，近年来突发心脑血管意外而英年早逝的社会精英不胜枚举。即使在医学界，也有很多名医因抢救不及时而撒手人寰，其中不乏正值风华正茂的青年俊杰。

这是很多人的伤痛，也是医学界的悲哀。

在许多人看来，中医是"慢郎中"，只能治小病轻病，如果是关乎生命危险的大病、重病、急病，中医一定是不行的。事实正好相反，中医急救的历史源远流长，《史记》中有扁鹊使虢太子"起死回生"的故事；医圣张仲景的《伤寒杂病论》论述了不少急重病；东晋道家名医葛洪，擅长炼丹术与养生，著有《肘后备急方》，也就是古代的"袖珍救急手册"。后世还有许多类似的书籍传世。

中医急救效果如何呢？很多人心里都有问号。

屠呦呦获得了2015年诺贝尔生理学或医学奖，她曾表示，青蒿素的发现是中国传统医学给人类的一份礼物，在研发最关键的时刻，一份古代文献记载的治疟验方"青蒿一握，以水二升渍，绞取汁，尽服之"给了科学家灵感和启示。此处说的就是《肘后备急方》的记载，可见这本书跨越千年的时空，仍能造福我们子孙后世。

"博学之，审问之，慎思之，明辨之，笃行之"，是古人的学习精神。对古人的经验我们应怀有敬畏之心，先假设肯定，然后去验证，错了，就放弃；对了，不正是我们的进步吗？谦受益，满招损。若故步自封，不肯突破自己的认知，简单粗暴地否定，如南怀瑾先生所说"才是真迷信"。

我曾按揉足三里或至阳穴缓解多例急性胃痛、腹痛或急性胃肠炎，运用内关穴缓解心绞痛、心肌梗死及心律失常，按压胆囊穴止胆绞痛，捏耳穴治疗落枕，运用手三里治疗跌打扭伤，按压肘灵穴治疗网球肘，大多数分钟取效。在单位组织疗养期间，我针灸治疗同事的偏头痛、急性扁桃体炎、痛经、颈椎病等均应手而效。在云南省南涧彝族自治县支边期间，我运用针灸治疗颈肩腰腿痛、跌打损伤等，常可"针入痛除"。这些反复验证过的中医救急方法简单、高效。骨折的处理，中医正骨、小夹板逐步被西医手术代替，学的人越来越少，难道后者必定疗效好吗？但这些方法较少为人实践而被忽略，逐渐变成了历史。

在近现代特殊的历史、政治条件下，医界流传"西医杀人无过，中医救人无功"，患者一旦出了意外，中医师的职业生涯就岌岌可危。在这样的情况下，多少人肯用中医方法急救呢？

古人说"为人子者不可不知医"。"简、便、廉、验"的中医救急常识，可"上以疗君亲之疾，下以救贫贱之厄，中以保身长全，以养其生"，是人生必听的一门技能课，也是中医学留给我们的瑰宝。近年来，我受益于太湖大学吴雄志教授，初窥中医堂奥，更知中西汇通方能更好地将中医发扬光大，因而尝试将中医科普化。

我相信，无论对居家、出游，还是诊所，或交通、旅游等部门的业务培训，中医急救术都是很好的课程。

　　上海中医药大学附属曙光医院沈卫东主任针灸造诣颇深，感谢他百忙中为书稿仔细把关、修正，让本书顺利与读者见面；感谢何立群、高建东两位导师长期的关心指导；感谢好友马文和上海科学技术出版社的热心帮助；最后感谢家人和亲朋好友的支持，促使我不断前行。

孙成力

2019年11月28日于上海

目 录

内科

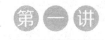

第一讲

中风"放血救命法"

核心提示：掐水沟（人中）、十宣放血救命法治疗脑卒中等昏迷；
　　　　　足三里灸法预防中风。

延伸阅读：小续命汤治中风；注意低血糖与中风的鉴别。

脑卒中是中老年人常见的急性脑血管疾病，一般分为缺血性脑卒中和出血性脑卒中，也就是常说的"脑梗死"及"脑出血"，中医统称为"中风"。中风主要表现为猝然昏倒，不省人事，口角歪斜，语言不利，半身不遂或偏身麻木等。平时若有人突然言语含糊，伸舌偏向一边，口眼歪斜，一侧肢体活动不利，或头晕等，这些都可能是中风的表现。还有部分低血糖的患者表现与中风类似，糖尿病患者应注意测量血糖以排除。

由于中风发病突然，先针灸放血急救再送医治疗比较保险。这时候可以采用台湾中医夏伯挺介绍的"放血救命法"。夏伯挺曾亲身试验这个方法，非常有效。其实本法自古早有流传，记载于《针灸大成》等古医书中，得到历代名医的肯定。

患了中风，无论在什么地方（不管是浴室、卧房或客厅），不能随意搬动中风患者。如果移动，可能会加速脑部微血管的破裂。要先让患者原地躺平或坐稳，本来躺着的患者也不要扶起来，防止再摔倒，然后按以下步骤急救。

1. 掐水沟　当有人发病昏迷，可能是中风、心脏病，或溺水等。无论什么原因，首先针水沟（图1-1），下针斜刺往上。若没有针，可掐水沟。水沟有很强的兴奋促醒作用。

2. 十宣放血　取针消毒（注射针、三棱针、缝衣针都可以），或用火烧一下消毒，一次握住五个手指（图1-2），在患者双手的十个手指尖（十宣）上快速直

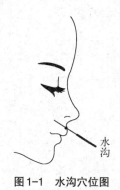

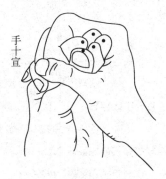

图1-1 水沟穴位图　　　　图1-2 手十宣穴位图

刺，再在每个手指挤出黄豆大的几滴血来，数分钟后，患者大多自然清醒。若身边无针，可将瓷碗、瓷杯打碎，取利刃面代替针具刺破手十指指尖，放出少量血液，达到去医院前急救的效果。

若仍未醒，再将脚的十个趾头尖放血。手指、脚趾尖是阴阳交汇处，在全息学中对应的是头部，放血对脑部刺激很强。

如果嘴也歪了，就把他的耳朵拉红，在两耳的耳垂的部位各刺两针，也各流血两滴。数分钟以后，嘴就可恢复原状。

等患者一切恢复正常，感觉没有异状时再送医诊治，大多可以转危为安。

反观一般的脑卒中患者，大都在送医院治疗时，经过一路震荡，脑血管急速破裂，以致多数患者一病不起，所以脑卒中在死因排行榜上高居第二（图1-3），幸运者或能保住性命，不少人却落得终身残疾。根据上面的方法放血施救，大多可使患者在短时间内脱离生命危险。

这种放血法称为"十宣放血法"，除了中风急救，还可以救治包括中暑、高热惊厥等各种晕厥。

🩹【脑梗死案例】

开始我认为十宣放血法可能只适用于脑出血，后来同事朱瑾告诉我，她收治的一位女患者突发脑梗死，在发病晕倒的那一刻，患者丈夫记起听人说过咬破指尖可以急救，就把患者各个指尖咬破出血，患者很快苏醒。后来送医院检查头颅CT发现有大面积脑梗死，但是患者没有任何后遗症，大家都颇为惊奇。所以本

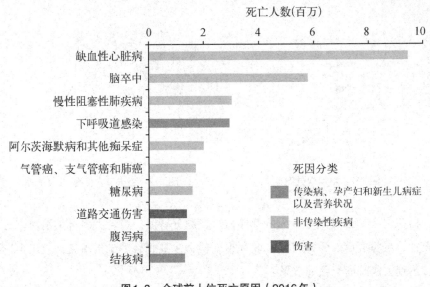

图1-3　全球前十位死亡原因（2016年）

法对两种脑卒中均适用，也说明这个方法在民间有不同的流传版本，放血是主要的，工具是次要的，而疗效则保证了这个急救方法口耳相传。

　　我的出家师父2018年底曾突发左侧肢体活动不利、言语含糊，开始未在意，约1周后才来看病，予十指尖放血，左侧肢体麻木当即减轻，言语含糊也有所改善。查头颅CT提示双侧多发性腔隙性脑梗死，包括部分新发者，后经中药及针灸综合治疗而愈。我在急诊遇到刚刚中风的患者，特别是脑出血，都采用十指尖放血及耳垂放血，可有效缓解脑出血的头痛、降低血压，很多患者的症状都能当即减轻。遗憾的是大多数人都没有得到第一时间急救，否则效果会更好。

　　美国Jeffrey L. Saver的研究表明，中风后病情每延误1分钟，就会有190万个脑细胞死亡，缺氧的大脑每小时的老化程度相当于3.6年。因此中风发生后每分钟都是急救的宝贵时间！如今，井穴刺络放血法急救中风已是国家中医药管理局社区适宜推广技术，在国际上也受到很多国家的重视和肯定。

【脑出血案例】

　　经方家倪海厦时常说："现在大家都不知道真正的中医是什么样子，能达到什么程度。"倪海厦有位弟子在《人纪学生的诊疗案例》中提到：一妇人外出遛狗，跌落山沟，头部右侧撞伤造成颅内出血，右眼处肿胀，昏迷不醒。当地医院要求开刀降颅压，倪海厦弟子为患者十宣放血、百会放血，后颅压降低，患者的脸色由紫黑变淡，叫她已有反应，可坐起一会，喊着想吐（颅内压升高的表现），又昏迷过去。后再剪下患者左边头角上的头发，烧灰后，将发灰用吸管吹进她的右耳。神奇的现象出现了，患者马上眼睛就张开且坐了起来。连续发灰吹耳3次后患者已开始清醒，再予服用补阳还五汤和血府逐瘀汤。患者复原的状况都很好，几乎没有后遗症。

看到这则医案时，编者除了讶然，更有恍如隔世的穿越感，大家也会感受到这种急救方法的神奇。左侧属血，右侧为气，左边头角上的头发发灰吹耳有很强的破血功效。清代太医院教材《医宗金鉴》治疗尸厥（晕厥，脉搏、呼吸微弱似有似无）："剃取左额角头发方寸，烧末，酒调和后灌入喉中，立起。"可见额角发灰在古代有着很不同的用法。

🧰【中风预兆及预防】

中风有许多预兆，许多人出现头晕、眼睛突然发黑、原因不明的跌跤、哈欠不断等症状，都可能是中风先兆，但容易被忽视。还有部分低血糖的患者表现与中风类似，应注意排除。中医认为中风的特异性预兆第一个是手前面拇指、示指（食指）、中指3个指头麻（并排除颈椎病），另有一种说法是中指麻木。这个麻木一旦出现，大概6个月内会中风。如果麻木出现在小腿前外侧足阳明

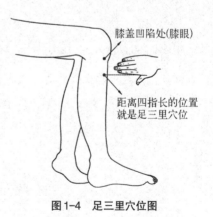

膝盖凹陷处（膝眼）

距离四指长的位置就是足三里穴位

图1-4 足三里穴位图

胃经上面，如足三里（图1-4）到解溪穴一带时，可能2周内会中风。预防中风，应尽快艾灸足三里穴，有很好的心脑血管保护作用。灸的时候要灸到不麻，起了水泡就把水泡刺掉，起了瘢也没关系，灸9～15壮，灸完第二日再灸，一直灸到麻木消除。此外，名医彭静山《针灸秘验与绝招》介绍，十宣放血除了急救脑卒中，也可预防本病的发生。刺前用手将患肢从肘部捋至指尖数次，令其指尖充血，然后用毫针点刺出血，一般数次即效。麻木消失后，再灸风市穴数日，即可

预防中风。如果还是不放心，再服几剂小续命汤，大多可以高枕无忧了。

此外，有些糖尿病患者在低血糖发作，或头部其他疾病也会有类似中风的表现，是要注意鉴别的。

常灸足三里，本身就可强身健体、延年益寿、预防脑血管意外，可惜这些保健方法在日本等国家反而比国内更受重视，墙内开花墙外香，国内保健品备受追捧，传统保健法不被重视，这个现状值得反思。

医籍选粹

凡遇中风，或痰厥、气厥，卒然晕倒，不省人事，牙关紧闭，仓卒之际，切勿扶起坐，并惊惶搬搅哭泣。急以手大指掐人中即醒，免致攻心不救。急以皂角为细末，吹分许入鼻内，连连喷嚏数声者为可治，然后徐徐进药，如吹二三次，无喷嚏者危症也……治不省人事，口噤不开，兼治诸厥方。急用针刺十指角，离甲一韭叶许，出血立苏。

——《急救危症简便验方》

商阳主刺卒中风，暴仆昏沉痰涩壅。少商、中冲、关冲、少泽、商阳，使气血流行，乃起死回生救急之妙穴。

——《医宗金鉴》

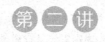

第二讲

心绞痛怎么办

核心提示： 冠状动脉粥样硬化性心脏病（简称"冠心病"）、心绞痛的诊断；按揉内关穴、至阳穴；含服麝香保心丸；服姜桂酒；心绞痛发作在初步急救处理后要及时就诊。

延伸阅读： 柠檬大蒜生姜苹果醋配方。

在医学界，有好几位德高望重的前辈都是因为心肌梗死急性发作去世的，让人惋惜。如果大家都懂一点中医急救的方法，这些悲剧或者可以避免。这里介绍的方法对于缓解心绞痛有较好的效果，也可以明显改善心肌梗死的不适症状，改善心肌供血，为抢救赢得时间。希望大家能够充分重视。

心绞痛是常见病，多因心肌发生急剧而短暂的缺血、缺氧而引起，常由体力劳动诱发，其次是情绪激动。典型的疼痛部位为胸骨后，有时可稍偏左，也可较为广泛地涉及大部分心前区，少数患者疼痛部位可在胸骨下段，甚至在上腹部。疼痛可放射至左肩并沿左臂的前面内侧到达小指及环指，有时疼痛可放射至颈部、咽部及下颌部。疼痛多为持续性闷痛，常伴有窒息感，有时可有濒死感，伴面色苍白、冷汗等。疼痛持续2～3分钟，一般不超过半小时。

我们在旅途当中，如果一个人忽然胸闷不舒服，胸痛或上腹部疼痛，那我们要考虑是不是心绞痛。具体判断方法如下。

如果他（她）在耳垂部位有耳折，即有折痕（又叫冠状沟），这是冠心病的一个指征，诊断敏感性在80%上下；如果在两眉之间有横纹，这也是心肌缺血的一个表现；还有人可能舌质比较紫暗，或者是舌尖部位有瘀斑，或舌尖凹陷呈"W"形（心阳不足），或者是他（她）的左手的中指、小指掌侧这片部位皮肤有明显的色泽变化，我们都考虑心绞痛的可能性更大。

上海中医药大学有一位老师就一直以为自己胃痛，没有重视，后来在门诊突发心肌梗死，抢救无效而去世。我曾专门看过他的照片，他耳垂上的冠状沟很明显。

1. 内关穴 没有药物时，穴位按揉或针灸也很有效。内关穴治疗心绞痛的报道很多。内关穴位于前臂内侧腕横纹正中上两寸（自身两个大拇指的宽度），掌长肌腱和桡侧腕屈肌腱之间（图2-1），按压多有酸痛感。2013年上海市宝山区中西医结合医院迎接检查期间，护士小傅因为连续操劳过度，兼以过度紧张，突发胸痛、胸闷，吸氧半小时还未缓解。心电图提示心肌缺血。护士长找我帮忙，我就先针刺其两侧内关穴，她自觉酸胀感明显，左侧内关穴留针，右侧拔针后仍感酸胀，约2分钟胸闷胸痛缓解。留针15分钟后取针，后随访未再发作。

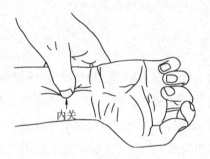

图2-1　内关穴位图

我在急诊时还曾为一位上中腹、近心窝的地方闷痛不适的老太太按揉内关穴，揉了大概有5分钟，她说："我这胸口感觉有一个大石头，被你搬掉了，很轻松了。"后来经心内科会诊诊断是心肌梗死，于是紧急转院进行放支架治疗了。但是内关穴的作用到底有多强，我没有机会去证实。也许到中医同道能够用纯中医的方法抢救心肌梗死的时候，才能揭示人体巨大的自愈潜能，从而让患者得到最大的获益吧。所以，对于心绞痛及心肌梗死，都可以按揉内关穴以改善心肌供血，缓解症状。

中里巴人在《求医不如求己》中提出了三点一线法按揉心包经（内关穴、心包瘀滞点、劳宫穴）治疗心脏病，也有较好效果，值得推广。

2. 至阳穴 至阳穴位于第7胸椎棘突下（平肩胛骨下角，图2-2），穴如其名，按压有温通心阳、散寒解痉的效果。一般心绞痛患者在这个穴位都非常敏感，甚至按压时非常舒服。既可以由患者自己对着墙角轻轻撞击此穴，也可以由

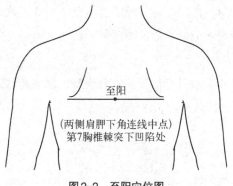

至阳

（两侧肩胛下角连线中点）
第7胸椎棘突下凹陷处

图2-2 至阳穴位图

他人帮助按压。用手指或者用肘尖、短棒等按压均可。按压时适当用力，以患者出现酸胀感为度。按压的时间越长效果越好，一般按压数分钟即可。经按数秒钟后，心绞痛多能缓解，按压1次可维持有效时间半小时左右，这可为将患者送去医院诊治赢得宝贵时间。

3. 麝香保心丸、复方丹参滴丸、硝酸甘油等均可救急 心脏病患者一般都会备药在身旁，心绞痛时西医一般主张含服硝酸甘油等药物，也多可较快缓解。我觉得急救时保命是主要的，无所谓中医、西医。何况，名医张大昌提到："真心痛（心绞痛），左上胸当虚里处痛如刀割针刺，放射左肩胛，胸腔憋闷，剧者唇舌青绀色。真枪药10 g，烧酒送下，立瘥。"医学都是相通的，真枪药含有硝酸钾、木炭和硫黄之类，跟含服硝酸酯类药物是类似的道理。

4. 生姜和肉桂等食材及"柠檬大蒜生姜苹果醋配方" 如果这些药物都没有，那么去厨房找姜和肉桂等温通的食材。姜桂酒也能帮助缓解心绞痛症状。《肘后备急方》治卒心痛（心绞痛），用肉桂末、姜末二药适量（或单用），用温酒调服少量，必要时频服。也可以救急，有强心、改善血液循环的效果。

对于冠心病及动脉有斑块的患者，有一个验方"柠檬大蒜生姜苹果醋配方"，号称"心脏搭桥大夫要失业了，打通血管血栓绝密配方"，当然疗效有些夸张。这个方子是我门诊时听一位患者介绍的，自诉服用效果不错，后来试用下来果然疗效很好，能减少心绞痛发作，而且有人反映对降低血压、血脂、尿酸等也有益处。我曾考证此方的出处，认为本方是"枳实薤白桂枝汤"等经方演化而来，得到业内认可。这个验方原料是半个柠檬、两块生姜、三头蒜、一小瓶苹果醋，先将蒜、姜打成汁装入砂锅，再加入榨出的柠檬汁及苹果醋，将这种混合汁煮沸后，加入适量蜜糖即可。出门在外，抓中药不方便，这个验方可以保护心脏，值得珍藏。体质较虚的患者应以八珍汤类药物补益气血为主，并合用此方，当然用中药效果更为肯定。

　　心绞痛发作在初步急救处理后即使临时缓解，也要及时到医院检查确诊，特别是发作频繁时必须去医院救治，以免耽误病情。

医籍选粹

　　公孙冲脉胃心胸，内关阴维下总同，临泣胆经连带脉，阳维目锐外关逢，后溪督脉内眦颈，申脉阳跷络亦通，列缺任脉行肺系，阴跷照海膈喉咙。

——《医经小学》

　　（内关）主手中风热，失志，心痛，目赤，支满肘挛。实则心暴痛泻之，虚则头强补之。

——《针灸大成》

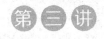

第三讲

心悸试试内关穴

核心提示：*内关穴治疗心律失常疗效显著。*

延伸阅读：*桂枝甘草汤治疗心悸；心脏病少食竹笋、萝卜。*

如果有人出现心悸、心慌，或伴有胸闷，应该先数一数脉搏，如果脉搏跳动过快、过慢或跳动不规律，这时候可能有早搏（期前收缩）或房颤等心律失常。也有部分患者心悸是紧张或心肌缺血的表现，不一定存在心律失常。在气候变化、情绪激动或劳累时都可能发生，有人漏服药物也会出现。一般可检查心电图、动态心电图等确诊。

中医的观念，正常人心脏在跳，如果脉搏动54次出现一次不齐，这是正常的，不会出现身体上的不适。否则应该治疗干预，并注意调节生活起居。家师杨毅勇主任曾跟随国手张伯臾先生抄方，张伯臾就经常嘱患者忌食竹笋、萝卜，防止耗心气，避免心脏病反复。

1. 内关穴 针灸或按揉内关穴（图2-1）可以治疗心绞痛，也可治疗心律不齐，迅速改善心脏缺血，双向调节患者心率，对轻度传导阻滞也有改善作用。通常在治疗后，患者的胸闷、心悸、心前区不适和心律失常等大都能得到满意改善，并可提高心功能。

有一次我值夜班，一位八旬老太，高血压，频发早搏，入院后调整了降压药，仍然连续两日夜里血压在170/100 mmHg上下。当日凌晨老太太再次出现头晕、心悸、血压高。给她服用降压药后，血压下降至正常范围，仍自觉心慌不适。听诊心率在90次/分钟上下，早搏频发。于是我右手为她按摩左手内关穴，左手拿听诊器听诊。神奇的是，3分钟后听诊心率就明显下降，早搏基本消失，患者也感觉好多了。我被这疗效震撼了！后来，我就经常以按揉内关穴的方法来治疗心脏相关症状，大多都取得了满意的疗效。

针灸有一个口诀"公孙内关胃心胸"，是说内关穴、公孙穴对于心绞痛，或者是肺病引起的胸闷，或者是胃痛胃胀，这两个穴位都是有效果的。内关穴更容易取穴，主治范围比较广，所以内关穴是各位需要牢记的一个重要穴位，关键时刻能救命。

2. 桂枝甘草汤　对于很容易受惊吓、心悸心慌的人，如果还有手心汗出的症状，心阳虚的可能性很大，一般可以用桂枝甘草汤之类的中药调理。实在抓药困难，可以用一茶匙肉桂粉加点红糖代替，虽不能等同，也会有效。若是症状较复杂，还是请中医调理为妥。注意，此方孕妇慎用，因为桂枝、肉桂有活血作用。

医籍选粹

心澹澹而善惊恐，心悲，内关主之。

——《针灸甲乙经》

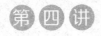

第四讲

哮喘别忘耳穴和针灸

核心提示：耳穴（喘点、平喘点、肺点、神门）按压；针刺鱼际穴；
哮吼灸法都可以缓解哮喘发作。

延伸阅读：按压肚脐改善体质；夏令敷贴祛除哮喘病根。

支气管哮喘简称"哮喘"，发作的时候患者喉中哮鸣有声，呼吸气促困难，甚至喘息不能平卧。哮喘是当前的常见病，多由过敏性物质或受寒凉等诱发。目前过敏的人越来越多，专家认为可能与喝牛奶及服用转基因食品等饮食习惯关系密切。

哮喘发作时现代医学一般应用激素，可较快缓解症状。但若周围没有医疗条件，自己又没有携带急救的药物，这时候可以用耳穴救急，操作简单且极为有效。若有中医师在场时还可用针刺疗法。

1. 耳穴　耳穴是中医的治疗手段之一，简单易记。根据张颖清的全息胚学说，耳朵是一个倒立的胎儿，故全身各处在耳朵上都有对应点。

周尔晋常用耳穴喘点、平喘点、肺点等按压缓解哮喘，每个点用火柴棒头按压2～3分钟，力度适中。还可以加手穴止喘点及脚穴按压缓解哮喘。脚穴参照手穴相应部位取穴（图4-1）。

我曾捏按平喘点缓解数例慢性支气管炎气喘的病患，据同道介绍，还可以加上肺、口、神门提高疗效，患者也可以自己按压，操作简单，推荐一试。

2. 鱼际穴　针灸对急性发作的支气管哮喘有较好的止喘作用。针刺鱼际穴（图4-2）治疗哮喘，临床报道颇多，本穴五行属火，有通达肺经阳气之功，对寒邪束肺，气管痉挛的哮喘最适合，对肺经火热证，也有泻火止喘之效。

2015年10月，有一位中年男性，哮喘多年，因为受寒后哮喘急性发作，住

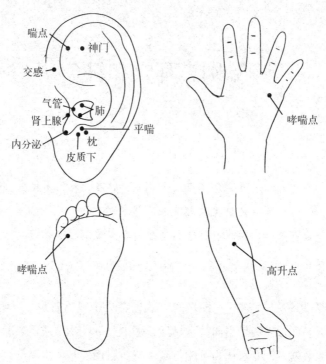

图4-1 喘点、平喘点、肺点穴位图

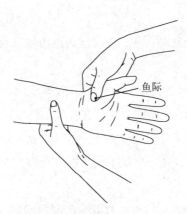

图4-2 鱼际穴位图

院抗炎、平喘治疗2日，仍平卧时则气急，喉中有轻微痰鸣。我根据高树中的经验，予针刺鱼际穴，向掌心方向斜刺5分（1分=0.25 cm）左右，约10分钟后患者气急缓解，痰鸣音消失。

此外，"公孙内关胃心胸"，内关穴也有平喘救急之效，二穴可以合用。我的建议是还可以加用曲池抗过敏，手三里解除平滑肌痉挛。

值得一提的是，针刺双侧鱼际穴还可治疗肺部大出血，配尺泽可清肺泄热，凉血止血。周尔晋用鱼际穴治疗支气管扩张症大出血，下针鱼际强刺激5分钟，出血即止。当然这时候再服用一些止血药更好。

3. 灸法　大家可能对针刺有所顾虑，很多患者也有畏针情绪，那么可以用艾灸的方法。古代流传下来的哮吼灸法，就是治疗哮喘的。方法很简单，用一根线套脖子上，至鸠尾尖（胸骨剑突下端）上截断，转向后脊背上线头尽处就是穴位，在该处艾灸7壮。如果不会直接灸，悬灸或者用温灸器也有很好的疗效，更容易操作。

对小儿哮喘，家长每日用拇指按压孩子的肚脐眼——神阙穴，每次500下，可补益元气，改善体质，预防哮喘发生。一般要持续按压1～3个月会有明显效果。我的体会，按压神阙穴对儿童感冒或睡觉时鼻塞症状也有缓解之效，但用于哮喘的救急力量不够。

夏月三伏天，用古代流传下来的白芥子涂法，对哮喘多有佳效。演变成现在中医院很火爆的夏令三伏敷贴，冬病夏治，可祛除病根，治好了不少病患。因此，有需要的朋友可以及早到当地中医院预约治疗。

医籍选粹

哮吼灸法：用线一根套颈上，至鸠尾尖上截断，转向后脊背上线头尽处是穴，灸7壮。气喘难卧，灸灵台穴。

——《一针一得治百病》

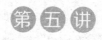

第五讲

头痛发作有良方

核心提示：紫苏茶、神仙粥治疗感冒头痛；白萝卜汁滴鼻或针刺中渚穴治疗偏头痛。

延伸阅读：川芎茶调散、都梁丸、小柴胡颗粒；薄荷油、清凉油、风油精局部外用也有效。

头痛是常见的症状，可以由感冒、紧张等许多原因引起，若是头痛作胀持续性加重，伴恶心、呕吐等不适，需注意排除脑部疾病的可能。

头痛一般针灸取效最快，也可用中成药等治疗，只要辨证准确，中医起效比西医止痛药还快。针灸止痛疗效好，不同的发病部位和情况针刺穴位也不一样，如前脑疼痛取中脘穴，顶心痛用涌泉穴，后头痛取后溪穴，经前期头痛用头维……由于比较复杂，所以我在这里不做详细介绍。这里只介绍两个最常见的情况：感冒头痛和偏头痛。

民间验方多用葱白、豆豉、生姜、萝卜等，如葱豉汤是风寒感冒的常用食疗方。若是家里有紫苏叶，取约15 g煮水温服也可治疗风寒感冒。生姜片贴两侧太阳穴对风寒性头痛也有效。此外还有以下验方。

1. 神仙粥 此方专治感冒风寒，头痛骨疼，以及流行性感冒导致的头痛。尤其适用于老人、身体虚弱的人感冒发热，可迅速收发汗解表退热之效。糯米三合，生姜五大片，泉水两碗，于砂锅内煮两滚，再放带须葱白5～7根，或煮至米熟，再加米醋小半盏入内和匀，趁热吃粥，或只吃粥汤。盖被睡卧，并避风寒，以出汗为度。一般初得病两三日，喝了神仙粥就会痊愈。神仙粥是来自《验方新编》的方子。

2. 白萝卜汁滴鼻 这是个很有历史的单方。《苏沈良方》介绍：治偏头痛……用生萝菔（即萝卜，有红白两种）汁2～3小勺，仰卧灌注鼻中，左痛注右，右痛注左，或两鼻皆注亦可，数十年患（头痛）皆一注而愈。王安石曾愈数人。《医宗金鉴》言此方治火郁头痛。

有一次我接到一位老患者的电话，她问道："孙医生，您有什么办法治疗偏头痛吗？我偏头痛好多年，现在痛得厉害，药店也没有开门，能帮我想个办法吗？"我就把这个白萝卜汁滴鼻的验方介绍给她。大概过了1个小时，那个阿姨很兴奋地说："孙医生，您真厉害！我灌了之后一会儿就不太痛了，害怕您担心，告诉您一声。"后来我多次临床验证皆有效。患者告诉我，用了就止痛，而且发作频率明显少了。

3. 中渚穴治疗偏头痛　偏头痛一般令人难以忍受。针灸经常取足临泣穴，在脚上。但是有的时候摸脚取穴不是很方便。我多取手上对称于足临泣的中渚穴（图5-1），位于手背环指与小指之间的凹陷处，对偏头痛效果很好。2017年我们单位组织旅游的时候，同事刘婷常年患有偏头痛，一日早上突然发作，在微信群里要止痛药，但大家都没有准备。后来同事王道才说，让孙医生帮忙治一下。因为以前他父亲曾发肾绞痛，是我为其父按压小腿的

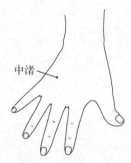

中渚

图5-1　中渚穴位图

承山穴止痛的，他感觉效果非常神奇，于是就推荐了我。当时刚吃完早饭，马上要坐车去旅游区，不方便取足临泣穴，我就给她试用了左侧中渚穴。按压中渚穴的时候她感觉酸痛明显，头痛感觉有明显的减轻，然后我就在压痛点下针，穴位酸胀得气后留针，大约10分钟，我们到达目的地后给她拔针。这时候她的头痛已经完全消失了。晚上我们旅游结束的时候，她说一整日都没有再发作，疗效非常好。

我现在治疗偏头痛或两侧头痛的时候，很喜欢用中渚穴，大多情况下都能一针见效。还有一位颈椎病、右侧耳鸣半年的患者，我为她扎左侧中渚穴、手三里为主，针刺两次即愈。

此外，感冒头痛、怕冷的患者，可选用川芎茶调散或都梁丸（胶囊）等；感冒后头痛而胀，伴口干、咽痛等症状，为风热所致，可临时以薄荷油、清凉油、风油精局部外用。若是两侧头痛，伴呕吐、口苦、胃口差，或头晕、目赤等症状，或女性在经期出现感冒头痛，口服小柴胡颗粒，都有较好效果。

医籍选粹

　　太阳（穴）痛：生姜三片皮纸包，水湿，入火灰煨熟，以两片贴太阳，一片贴印堂中，以带缚之，立愈。

——《经验秘方》

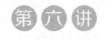

防治感冒的小方法

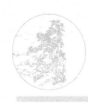

核心提示：紫苏茶、探鼻取嚏法治疗感冒初发。

延伸阅读：取嚏法对鼻敏感或花粉症也有效。

感冒是很常见的，轻微的感冒可以由饮食解除自然最好，前面提过神仙粥。名医陈存仁的《津津有味谭》也有详细的食疗介绍，如大葱烧豆腐、酸辣豆腐汤、葱油开阳面、葱白豆豉汤等都有一定祛除风寒的效果。

我之前介绍用紫苏叶泡茶也是治疗风寒感冒的简易方。有时候家里孩子贪凉受冷，刚开始流鼻涕，或者吃了螃蟹等偏凉的东西，我家就喜欢用紫苏叶泡茶给孩子喝，孩子喜欢摆弄茶具，也比较喜欢紫苏的香味。一般情况下，喝几杯浓浓的苏叶茶，第二日孩子就没事了。

《求医不如求己》介绍的探鼻取嚏法，简单实用，通过诱发喷嚏而排出寒气。受寒后及时取嚏还可预防感冒的发生。我堂妹就喜欢使用这个方法治疗轻微感冒，的确有很好的治疗及预防效果。

具体操作：用平常的卫生纸纵向一撕约15 cm长，用手搓成两个纸捻，要稍有点硬度，同时插入鼻孔。纸捻尖要贴着鼻内上壁，这样刺激性会较强。如果您已感受风寒，自然就会打喷嚏，喷嚏的多少，取决于感受风寒的程度。打几个喷嚏后，头会略微出汗，这时风寒已去，您就可高枕无忧了。

其实取嚏法的功效还远不止此。有些人有过敏症，如鼻敏感或花粉症之类，都是以往处理寒气不当，积压了过多的库存造成的。用取嚏法帮助排出寒气，同时再根据个人体质配些增强免疫力的中药，完全可以去除病根。

当然，感冒有流行性感冒与普通感冒的区别，又有风寒、风热、阴虚、气虚、暑湿等不同类型，前面的几种方法多是治疗风寒感冒的，风寒感冒可用葛根汤颗粒，暑湿感冒我常用藿香正气胶囊，经期感冒多用小柴胡颗粒。您把握不准时，请位中医帮助辨证，选一个合适的治疗方法，或者吃点中药，大多很快可以痊愈。

医籍选粹

（伤寒）速解法：凡患伤寒，元气不足，汗不能出，又不能大表者，用老生姜（八两）切片，舂碎炒热。用绵裹姜，用两人每持一团，与病人先擦两手心、两脚心，后擦前心、背心，如冷再换热姜，得身上火热，自然寒气逼出，或即汗，或发细细红瘰即愈。

——《急救广生集》

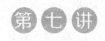

高血压的紧急处理

核心提示：耳穴降压沟放血；针灸足三里、曲池等穴位都有降压效果。

延伸阅读：吴茱萸外敷足心引火归原法；柠檬大蒜生姜苹果醋配方辅助降压。

高血压是当前的常见病、流行病，西医认为是不可治愈的终身病，只能终身服药。其实高血压与西化的饮食习惯和生活方式密不可分，西方也有很多通过饮食及生活方式调理治愈的案例，20世纪80年代，有些人练气功而治愈，还有很多人用中医中药等方法治愈，可见不能治愈的说法是站不住脚的。我曾用补中益气汤、小续命汤等治疗高血压，疗效不错。我表弟属脾虚中气不足，就一直吃补中益气颗粒，效果也还不错，但根治最好按六经辨证处方中药。

针灸、耳针等在高血压的治疗中均有较好的疗效。在缺医少药时，这种方法更显得可贵。

1. 降压沟与耳尖放血 耳后有降压沟（图7-1），在对耳轮后面上1/3有静脉可见，以三棱针点刺，出血如豆许可降压；降压点也可以用火柴棒头按压2～5分钟，有一定紧急降压效果。若是眼压升高，可用耳尖放血降低眼压。具体可参见第五十二讲。

2. 曲池穴 屈肘时，在肘横纹桡侧端凹陷处取穴，约当尺泽与肱骨外上髁连线之中点为曲池

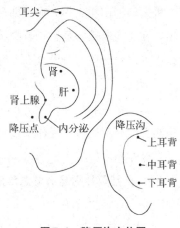

图7-1 降压沟穴位图

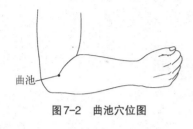

曲池

图7-2 曲池穴位图

穴（图7-2）。

曲池穴有抗过敏、祛风止痒等效果，也有降压的疗效。每日按压曲池穴1～2分钟，使酸胀感向下扩散，有预防高血压的作用。此外，临床上也有很多人用于治疗高血压，取得了较好的疗效。

针灸大家耿恩广介绍，曲池穴降血压一般直刺，得气后提插捻转数次，患者当即头脑清爽出针。临床一般用右侧曲池穴治疗高血压症效果较佳。《单穴治病选萃》介绍张唐法通过20多年临床应用曲池穴，对血压突然升高、高血压危象及高血压脑病者，都能在针刺时症状明显减轻或消失，血压明显下降。一般用毫针直刺1～1.5寸，得气后运用提插轻度捻转使酸胀感逐步加重，使患者症状明显减轻至消失，并留针15～20分钟。张唐法曾治疗李某，男，67岁。1976年4月16日来院就诊。诊断：高血压脑病。患者有高血压中风病史。当日清晨突发剧烈头痛，头昏、胸闷、呕吐、大汗出，神志清楚，精神差，痛苦面容，血压为260/170 mmHg。立刻针曲池，症状顿时减轻，留针20分钟后，症状完全消失，再测血压为190/100 mmHg。也有医家针刺右侧曲池穴，3日1次，3个月血压即稳定在正常水平。观察年余未见反复。

3. 足三里 中医也常使用足三里穴（图1-4）降压。

足三里穴位于外膝眼直下3寸（约四横指）、胫骨前嵴外侧一横指处，按揉多有酸痛感。患者若有颜面充血、血压上升的表现，可在足三里下5分，斜刺到足三里穴，泻阳明之热，血压即可下降。如果不会针刺，艾灸足三里也有很好的效果。在艾灸时很容易口干舌燥，再灸足三里就可以引血下行，把火气往下导，所以也可以降血压。所以日本人30岁后多艾灸足三里保健，预防心脑血管疾病，是有道理的。

这些都是我们可以学习的经验，在无药时急救迅速降压之用。若是患者血压极高，配合我们没有操作难度的必杀技：十指尖放血可迅速降低颅内压，避免中风，操作简便。

4. 吴茱萸外敷足心紧急降压 还有一种大家都可以操作的方法，这就牵涉到中医一个有名的治法"引火下行"。

《中医单药奇效真传》介绍：用吴茱萸研末（可以用颗粒剂或吴茱萸打粉），

每次20～30 g，醋调后敷两足心涌泉穴，睡前外敷，第二日早晨取下，数次后可明显降低血压，改善头晕等症。我有位同学的亲戚突发血压升高，想中药调理，我当时在急诊，不方便开药，便电话告知此方。不曾想，一次即效，血压约1小时后下降至正常范围。本方可以救急，长期使用疗效如何，我需要进一步尝试。如果有人做过研究，也希望能和大家一起分享效果。这个方子也可以治疗口腔溃疡等疾病。吴茱萸外敷适用于四肢冷、体质偏凉的患者，若是身体怕热、四肢热的高血压患者，可以用钩藤90 g研末或打粉，装入布袋（或用罩代替）后，外敷肚脐，白天佩戴，晚上脱下，也有降压效果。

"柠檬大蒜生姜苹果醋配方"因为有较好的散寒通阳的效果，对降压也有一定效果，可以试用。

医籍选粹

人年三十以上，若灸头不灸足三里，令人气上眼暗，所以三里下气也。

——《千金翼方》

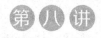
急性胃肠炎，针灸有奇功

核心提示：按揉至阳穴、肘部尺泽穴附近刮痧对急性胃肠炎有肯定
疗效；根据病情用盐汤探吐；藿香正气胶囊或黄连素片
也有很好的效果。

延伸阅读：十宣放血、委中穴也可治疗胃肠炎。

出门在外时，水土不服，或受美食诱惑，有时吃得不舒服或不干净，很容易发生急性胃肠炎，恶心、呕吐、腹痛、腹泻，有的人还会发热，不仅影响旅行，有时还耽误出差等正事，那真是很要命的。

中医一般多用藿香正气散、香连片等成药治疗，但有人效果不明显或取效较慢。江南这边拉肚子时还喜欢吃点杨梅酒，部分人也有效果。

那么有没有其他快速止吐、止痛的方法呢？这一般要借助推拿或刮痧，因为上吐下泻时容易晕针，一般尽量不用针灸。对于顽固不愈的呕吐，内关等穴针刺还是可行的。

1. 盐汤探吐法去除毒物 若吃了变质的食物，出现恶心、呕吐、腹痛，甚至痛不可忍，若进食不久，可用盐汤探吐，简便有效。用食盐一大把，入水搅匀，尽量多饮，吐后腹痛即可消除。当然方法是灵活的，还可以用食指，或学古人用鹅翎刺激咽喉探吐，把脏东西吐掉，病因祛除，症状自然就缓解了。

2. 藿香正气胶囊、黄连素片、香连片 进食冷饮、香蕉、西瓜等寒凉饮食，或腹部受寒、中暑等导致腹痛、腹胀，呕吐，或伴腹泻，可选用藿香正气胶囊（或丸剂、滴丸等）；腹部热敷，或用生姜泡红糖茶，或紫苏叶茶饮用，可祛除寒气，辅助胃肠蠕动，有缓解之效。若腹泻腹痛，口干而渴，可选用黄连素片、香连片口服，有较好的抗菌消炎效果。若有条件，可以喝点杨梅酒。

3. 按压至阳穴　我比较喜欢使用至阳穴，止痛、止吐、止泻，在临床多有奇效。至阳穴位于第7胸椎突下凹陷中，正坐低头，于两肩胛骨下缘连线中点取穴。以指代针，按压至阳穴对急性胃痛、胃痉挛，止吐止痛，有神效。

至阳穴对急性胃炎的呕吐有很好的效果。一日早上，我接到一个电话，是一位朋友的妻子打来的。她回家途中，在火车上给女儿吃了方便面和奶茶，结果孩子反复呕吐，有一位退休的推拿老师帮忙揉内关等穴位，没有效果。打电话时她正陪着孩子在洗手间吐，看着孩子遭罪，虽是心疼却无计可施。我想到了至阳穴，就电话指导她定位按压。过了十几分钟，因为火车信号不好，她很开心地发短信、微信和打电话三条途径通知我："这个穴位太神奇了，孩子已经不吐了，谢谢！"以前我在火车上曾按压足三里、内关穴帮人止呕、止痛，虽有疗效，但远没有如此快捷。

对于急性胃肠炎后期，比方说吃药或者是输液之后，还是胃里有点不舒服，隐痛、恶心，或说不出来怎么难受。这时候也可以使用至阳穴，按压至阳穴1分钟左右，这种胃里不适的感觉就会消失。按压时很痛，嘱咐患者缓慢而深长吸气至胃部效果更好。在临床上我也经常使用。

我在云南省支边期间，有个周日早晨，外科的陆医生告诉我，他夜里上吐下泻好几次，肚子也痛，还有点低热，准备去补液。我让他先用中医治疗缓解一下，因为我给他治疗过颈椎病，效果不错，他决定试试。当时我采用的第一个穴位就是至阳穴。至阳穴按压的时候，一般是让患者趴在床上，趴在床上之后，定位比较准确，而且按压操作起来比较方便。当时给他按的时候，当时感觉非常疼痛，我也没有用很大的力气，他就感觉疼痛难忍，揉了不到1分钟，然后让他吸一口气到肚子里，他就感觉肚子痛有明显的减轻，也没有肚子痛或肚子胀，恶心不舒服的感觉都基本没有了，但肚子里还有点热。他说按压非常痛，我就又采取另外一个方法，用肘部刮痧的方法。

4. 肘部尺泽穴附近刮痧　尺泽穴（图8-1）刮痧或放血，对胃肠炎疗效也不错。一般刮痧后止痛很快，如果能在肘窝点放出几滴血，效果更佳。也有人用腘窝的委中穴，效果也可以，但操作麻烦。

刮痧大家都是很熟悉的，有的人用刮

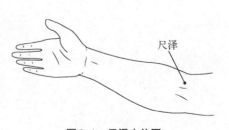

图8-1　尺泽穴位图

痧板，有的人喜欢用小勺子，有的人还用铜钱等。我当时在宾馆里比较顺手的，只有一个茶杯盖子。加了一点润滑油之后我就给他在肘部中间，靠外侧，尺泽穴附近给他刮痧。出痧出得不是很多，但是有点疼痛。陆医生说，你一刮我这里，原来肚子里是很热的，一刮之后肚子里不热了，感觉就是外面刮痧的地方很热。后来他也没有去补液，然后就回去休息。当日喝点稀粥，也基本上好了。后来晚上的时候也没有什么异常症状，体温基本上是正常的，后来因为喝了一点酸牛奶，有些轻微腹泻，但第二日就恢复正常了。这是一例完整用中医治疗的急性胃肠炎案例。

如果是因为受寒引起的肚子不舒服，我们也可以艾灸肚脐或足三里、至阳等穴位，如果没有这个艾条，也可以用香烟，没有香烟可以用电吹风。这些都是一些灵活的救急方法。

急性胃肠炎还有许多其他的方法，比如说十指指尖放血（十宣放血），对于胃肠炎也有很好的效果。再有就是舌下的金津、玉液放血，也可以起到一定的疗效。但这两种方法都是相对比较痛苦的，除非你对这个人感觉特别讨厌，可以采用这种方法稍稍惩戒一下，这是一个玩笑。

至阳穴等对于急性胃肠炎发作期和缓解期都有良效，且操作方便。若是出现消化道穿孔等急腹症，腹部肌紧张、压痛伴反跳痛，虽然针灸按压至阳穴也有一定止痛效果，但只是暂时控制病情，仍建议急转外科治疗。

医籍选粹

腹急痛：一切男妇腹痛紧急，不知何病，只用盐微炒，或布或绢包，熨痛处，立止。

——《传家宝》

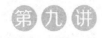

第九讲

胃痛快速止痛法

核心提示：胃痛的鉴别诊断；按揉足三里，按压至阳穴。

延伸阅读：挑刺法治疗溃疡或胃炎。

胃痛一般位于上中腹部，偏左侧，多伴有嗳气、泛酸、腹胀等消化道症状，中医称为"胃脘痛"。因疼痛部位在心口窝附近，古书上所指的"心痛"有些就是指胃痛而言。

上中腹部痛反复发作，若耳垂部位有折痕（冠状沟），是冠心病的一个指征，需排除心绞痛（详见第二讲）；如果疼痛部位偏右，右侧胁下有压痛，并与进食油腻或蛋黄有关，特别是鼻梁上有铁锈色色素沉着或斑点，则极可能是胆囊炎、胆石症；若疼痛剧烈，腹部肌紧张，初步中医救治缓解不明显，不能排除急性胰腺炎等急腹症（胰腺炎也可以服中药治疗），需紧急就诊。

值得注意的是，老年患者心肌梗死，部分人表现为上腹痛，若治疗不能缓解，应及时就医，明确诊断。所以古人将胃痛称为"九种心痛"之一，就是提醒大家——宁可把胃痛当作心痛，莫把心痛当成胃痛。

针灸治疗胃脘痛有很好的效果，多选用足三里穴或至阳穴、灵台穴，还可以考虑梁丘、胃俞。

1. 足三里穴 "肚腹三里留"，足三里穴（图1-4）为阳明胃经之合穴，是胃肠病的要穴，位于外膝眼直下3寸（约四横指）、胫骨前嵴外侧一横指处，按揉多有酸痛感。可以调理脾胃、通腑导滞，一切胃肠疾病，不论虚、实、寒、热，大都可取足三里治疗。

我早年一次值夜班，约凌晨3点，一位住院老先生突发上中腹绞痛，表情痛苦，额上汗出，一刻钟左右尚未缓解，无其他不适。护士赶紧叫我查看，腹部体检无明显肌紧张，排除胃肠穿孔，考虑胃绞痛。因医院条件限制，药物准备不足，故我先予按压推揉右侧足三里，约3分钟后疼痛减轻，5分钟左右疼痛基本消失，未再用药。至1周后出院老先生胃痛也未再发作。

北京大学颜隆也曾用本穴治疗一例虚寒性胃痛："2009年夏天有一女同学在练拳时胃病犯了，肚子痛。《四总穴歌诀》记载'肚腹三里留'，我当时便按揉她的足三里穴。按揉了好一阵子，一点也没有见效。我仔细询问了她的病情。她的胃病已经有好些年了，现在是每日下午5点左右发作，一直要痛到晚上约7点，发作时间比较固定，不喜欢喝凉的，容易拉肚子。我摸了她的脉，基本平和，但面色很白。我看她的病是虚寒之证，于是告诉她灸足三里的方法。过了几日，她见到我很高兴，告诉我她第二日便按我教的灸了足三里，在下午胃痛之前灸，灸完之后就坐等肚子痛。果然还是肚子痛，但是疼痛的时间短了。她便连着灸了几日，痛的时间越来越短，现在基本不痛了。我也很高兴，有点诧异，灸足三里治胃痛早就从书上看到过，这是第一次用，没想到效果这么好，多年的老胃病就这样轻易地治好了。后来，她因为吃东西不注意以致拉肚子，我让她灸天枢二穴，也很快就好了。"

暴食过量之上腹剧痛，针或灸足三里均可促进胃肠内容物的排除，具有催吐及通便的作用。值得注意的是，倪海厦认为，胃癌、胃出血的患者不宜针灸足三里，促进胃蠕动，有加重出血的危险。

2. 按压至阳穴 前面已有介绍至阳穴治疗胃肠炎的效果。以指代针，按压至阳穴可治疗急性胃痛、胃痉挛。高树中曾用此法治疗急性胃痉挛数十例，短则3～5秒，长则3～5分钟，必能止痛，屡试屡效，从未失手。按揉穴位一般应旋转行圆圈状按揉，用力以能耐受为度。按压时用力要垂直朝向腹部，并嘱咐患者行缓慢而深长的腹式呼吸，以活动胃部，提高疗效。

本穴具有散寒温胃止痛之效，对各种胃痛都有效果。我在急诊曾用本法治疗数例急性胃痛及腹痛、腹泻患者，疼痛均2分钟左右能较快缓解，其中不乏用解痉灵（丁溴东莨菪碱）、奥美拉唑及抗生素等药治疗无效的患者。有时候患者住院时疼痛难耐，我就会先试着用至阳穴止痛，再问病史，否则在患者痛得死去活来的时候，你反复问患者"几个小孩"之类的病史，就有违人道主义精神了。

3. 挑刺法 前面讲到急性胃痛在肘窝处刮痧止痛很快，如果能在肘窝点放出几滴血，效果更好。此外，溃疡病及慢性胃炎患者，背部多可出现小黑点，呈灰黑或深黑色，大小如芝麻或稍大，深嵌在皮肤之内。或像雀斑，或像黑痣。挑开上面的黑皮，下面有黑的小颗粒，挤出后症状可立时缓解，有时背部可见小红点，挑破出血，也有效果。如在挑挤后再用火针逐一点刺，则效果可以大大加强。但这种方法最好请医生操作，防止发生感染。

前面介绍的治疗心悸、心绞痛的内关穴既能理气止痛，又能和胃止呕，在胃痛伴恶心、呕吐的时候也很适合。因为内关、至阳穴同时能改善心绞痛，在大家实在不能分辨是胃病还是心绞痛时，这两个穴位更值得推荐。

胃痛一般多由不当的饮食或受寒导致，所以平时管好嘴巴，少吃生冷难消化的东西，避免胃痛的发作更为重要。当然，反复发作的胃痛应及早胃镜检查，明确诊断。吾师何立群经常告诉我，临床不怕有问题，就怕不知道是什么问题。这句话让我非常受益。

医籍选粹

肚腹三里留，腰背委中求，头项寻列缺，面口合谷收。

——《针灸大成》

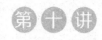

急性阑尾炎外治有神效

核心提示：大蒜头、芒硝配合大黄调醋外敷；针刺阑尾穴均能治疗阑尾炎。

延伸阅读：大黄牡丹汤、薏苡附子败酱散是治疗阑尾炎的经典名方；肠痈验方酒煎红藤饮也有确切疗效。

急性阑尾炎及其合并症，是发生于肠的痈肿，属于中医"肠痈"范畴，一般与饮食不节、寒热不适或饱食后暴急奔走等有关。典型的阑尾炎腹痛为始于上腹及脐周走窜不定的隐痛，约24小时后转至右下腹天枢穴附近，疼痛转为固定部位的持续钝痛，或阵发性绞痛。多伴发热、恶心呕吐等。诊断本病的体征是右下腹有固定压痛点（麦氏点）。如右下腹部触及疼痛包块者，为阑尾周围脓肿；伴有全腹饱满、肌紧张、压痛、反跳痛，常为阑尾穿孔性弥漫性腹膜炎。

西医学多采取手术或抗生素消炎，我小时候就因为急性阑尾炎在县医院切掉了阑尾，紧急时刻的确可以救命。但是中医药治疗、外治法或针灸也都有确切的疗效，是不应该舍弃的。

1. 大蒜头、芒硝配合大黄调醋治疗急性阑尾炎 古代治疗腹中痞块多用芒硝一两、独蒜一只、大黄末八分捣作饼贴于患处，以消为度。国医大师王琦据用本方治疗急性阑尾炎，疗效卓著。大家看到这个方法，真应该为中医喝彩，也应该反思，这么多好的中医方法为什么大家都不知道？原因到底在哪里？

（1）适应证及禁忌证：急性单纯性阑尾炎、急性化脓性阑尾炎、阑尾脓肿、局限性腹膜炎适用。对坏疽性阑尾炎、穿孔形成弥漫性腹膜炎患者不宜使用。

（2）处方与用法：新鲜大蒜头12个（剥去外皮洗净），芒硝六两（180 g）。将二药同放钵中捣成糊状，先在右下腹压痛处用醋涂擦一遍，然后将药敷于压痛处，高约1 cm，范围要大于病灶，敷药周围以纱布围成一圈，略加固定，40分钟～1小时除去敷药，用温开水洗净局部，再将生大黄末用醋调成糊状，敷于原压痛处，6～8小时后用水洗去。一次不愈，可如法再敷一次。敷大蒜、芒硝后约15分钟患处疼痛加重，有火灼感，周身出汗，20分钟后肠鸣，不断排气，30分钟后火灼感逐渐消失。有效率高达96%。治疗374例，痊愈340例，显效20例（采用外敷法同时，曾配合中草药治疗痊愈者），无效14例（经用此法2次以上无效，转为手术治疗者）。一般按上述操作规程6～12月后随访复发病例不多（共随访64例，复发6例）。分析复发原因，有些是因敷药时间不足，有些则因患者在自觉症状显著好转后中止治疗，此时右下腹遗留轻度压痛，这些患者应考虑再予敷药。〔王琦.大蒜头、芒硝配合大黄调醋治疗急性阑尾炎［J］.新医学，1973（8）：398.〕

2. 阑尾穴 急性阑尾炎发作来势凶狠，腹痛难忍。国医大师邓铁涛往往先施针刺以缓急止痛，从而减轻患者的痛苦，其施针穴位首选阑尾穴（图10-1，足三里穴下约2寸处压痛点）。这是中医治疗肠痈的经验效穴。深刺阑尾穴行泻法，先刺一侧，行泻法数分钟，继针另一侧又数分钟，如是轮流泻法20～30分钟，然后留针1小时，于留针时间隔15分钟行泻法1～2分钟。经针刺治疗后，多数患者疼痛症状立减。配合内服加减大黄牡丹皮汤，若兼阑尾脓肿则加上三黄散外敷阑尾的腹部投影处（即麦氏点），如此内外合治则效如桴鼓。

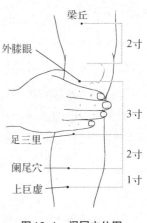

图10-1 阑尾穴位图

我也曾治疗过一例右下腹疼痛，检查提示阑尾炎包块，针阑尾穴疼痛明显改善，效果非常快。

3. 肠痈验方酒煎红藤饮 中医治肠痈之方，初发首推《金匮要略》之大黄牡丹汤，化脓用薏苡附子败酱散，轻者一剂，重者二三剂即愈，古今验证者很多，我也曾有类似治疗经验。

名医邹云翔编校之《中医验方交流集》，书中有治盲肠炎一方："红藤一两，黄酒两茶杯煎服。此方是3年前偶然得之，因乡人患盲肠炎……听说有此灵方，就照方三四服，结果得全生命而愈，近两年患此病者，都是服用红藤一两、酒水各半煎服，确实有效，已治过四个患者，都是痊愈。"后邹孟城以此方治肠痈或急或缓者十余例，均能药到病除应手取效，是以知其为堪经重复之有效良方。其关键在于酒煎，酒能行药势，透经络，行瘀滞，去脓肿。在此方中，恰与红藤相须为用，相得益彰，以建大功。现附邹孟城验案一则，以供参考。

女干部单某，37岁。有慢性阑尾炎史，右下腹小痛常作。1982年11月17日疼痛剧发，一下午连往区、市三家医院急诊，血检白细胞计数逐次递增至$10×10^9$/L以上，建议手术治疗，患者惧而不就。每日仅注射庆大霉素2次，连续3日，腹痛依然不减。11月21日上午来就余诊。余知单素与杜康有缘，径予酒煎红藤饮方：红藤30 g，用黄酒250 ml，浸泡半小时，加适量自来水，然后加热煎煮，待煎开后三五分钟，即倒出趁热饮服，只服头煎，不服二汁。下午另以红藤30 g，如法继续煎服1次。至翌日上午又服1次，服3次后，疼痛消失。为巩固疗效，续服3次（每日1次，共服3日），从此痊愈。

治疗本病的经方是大黄牡丹汤等，如果有阳虚体质的人患慢性阑尾炎，用薏苡附子败酱散；若合并肠梗阻，根据吴雄志经验，应用大黄附子汤效果才好。

以前大家认为阑尾是无用的，现在发现阑尾还有一定的免疫功能，故手术切除只是不得已的选择，值得大家三思。

医籍选粹

腹中痞块用皮硝一两、独蒜一只、大黄末八分捣作饼贴于患处，以消为度。

——《本草纲目》

肠痈秘方：先用红藤一两许，以好酒两碗，煎一碗，午前一服醉卧之。午后用紫花地丁一两许，亦如前煎服，服后痛必渐止为效。

——《景岳全书》

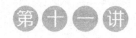

急性胆绞痛一按就灵

核心提示：胆囊炎望诊；按压胆囊点、胆俞穴缓解胆绞痛。
延伸阅读：简化"乌梅丸"治疗胆绞痛。

　　急性胆绞痛发作时多呈持续性右上腹疼痛，阵发性加剧，并可以向右侧肩背部放射，往往会伴有恶心、呕吐。胆绞痛一般是由胆石症所诱发，偶尔也会因为蛔虫逆行到胆总管引起（蛔虫病以前很多，现在比较少见了）。

　　胆绞痛一般右侧胁下有压痛，有时由进食油腻或蛋黄诱发，若是鼻梁上有铁锈色色素沉着或斑点，伸舌两侧有肿胀，则极可能是胆囊炎、胆石症导致的腹痛。

　　西医一般以消炎、解痉止痛或手术治疗。中医止痛也很有效。中医一般单取胆俞穴、胆囊点、阳陵泉、太冲或至阳穴，针灸或按揉，疼痛多可较快缓解。胆囊炎的朋友最好至少需要记住下面一个穴位。

　　1. 胆囊穴（胆石点） 阳陵泉为治疗胁痛的要穴，在小腿外侧，当腓骨小头前下方凹陷处。从阳陵泉正下1～2寸的距离，是奇穴胆囊穴（胆石点）。

　　按照《灵枢》"揣穴"的方法，在阳陵泉及其下方两个肌肉的中间找压痛点，哪儿压痛就在哪里针刺或按压。这个压痛点人人有异，但只要出现在阳陵泉附近，下针后疼痛大多即可消除。我临床遇到胆绞痛发作的几例病患，按胆囊穴（图11-1）后的确都疼痛难忍（这也可以作为判断胆绞痛的一个方法），但

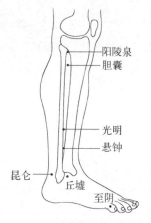

图11-1　阳陵泉、胆囊穴位图

按压或针刺数分钟后胆绞痛就能明显缓解，就像疼痛的开关一样，比西药解痉灵（丁溴东莨菪碱）都要"灵"！

2. 胆俞穴 胆俞穴位于第10胸椎外开1.5寸（从至阳穴往下再数3个椎体就是第10胸椎），尤其是胆石症、胆囊炎发作时，压痛会很明显。指压可止胆绞痛。胆石症治好后，此处的压痛点也会消除。胆俞穴对胆道蛔虫病导致的胆绞痛也有良效。

何裕民教授曾在火车上遇到一位胆绞痛发作的病患，同车的西医同道建议消炎或手术，但没有条件，只能束手；何裕民教授指压其胆俞穴数分钟，患者疼痛即缓解。

3. 胆道蛔虫病简便止痛法 胆道蛔虫病常用经方乌梅丸治疗，张大昌说，更简便的方法是用葱白二三两，臼中捣如泥，以香油调和如糊状，吞服，疼痛可立止。喝醋和花椒油，均有缓解效果，花椒油还可驱虫。以前在农村，很多中医师就用这些简便方法缓解了蛔虫导致的急性胆绞痛。此外，按压至阳穴对胆道蛔虫症也可以止痛。

在饮食上一般建议避免油腻，特别是煎鸡蛋，防止复发。在针灸或推拿止痛后用中药治疗较为稳妥，常用大柴胡汤加金钱草、鸡内金等加减调治。

若上述穴位无效，则多为结石嵌顿，常规服用解痉灵（丁溴东莨菪碱）等药物也大多无效，可临时用特耐（帕瑞昔布钠）等止痛剂，待疼痛减轻，再用吴门验方"五酸软肝汤"加减调治，必要时手术治疗。

医籍选粹

胁下支满，呕吐逆，阳陵泉主之。

——《针灸甲乙经》

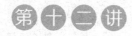

第十二讲

肠梗阻多用"通下"

核心提示：麻油、石蜡油通便；盐汤童便探吐；葱白熨法可治疗部分肠梗阻。

延伸阅读：大承气汤等可治疗肠梗阻，不能缓解时应手术治疗。

便秘不可怕，但若长时间大便不能顺利通过肠道，伴有腹痛等情况，需要排除肠梗阻，这是常见的急腹症之一。肠梗阻主要表现为腹痛、呕吐、腹胀、停止排气排便四大症状。中医以行气导滞、通里攻下为其治疗大法，无论用什么方法，把大便解出来症状就可以缓解。西医也是先通便保守治疗，手术是不得已的选择。

1. 麻油等润肠通便 肠梗阻时，可先口服大量麻油（大概一瓶），西医多用石蜡油，部分患者可腹痛缓解，大便解出。

2002年香港主持人刘海若在火车出轨意外后，经首都医科大学宣武医院凌锋医生采用的中西医结合治疗后苏醒。后期因为吃了较多的糯米藕不消化，刘海若发生了一次肠梗阻。如果放置肠胃减压管，排出胃液和气体，但同时也会排出大量含有电解质的胃液。这对大病初愈的刘海若来说无疑又是一个打击。当时采用了先中药理中益气汤同时腹部热敷按摩，然后口服麻油治疗，让刘海若又过了一道生死关。

2. 葱白熨法 近代名医张锡纯曾用葱白熨法治动力性肠梗阻。取大葱白2.5 kg，醋少许，大葱切碎和醋炒至极热，用布包好熨腹部，冷既换，不要间断，以腹软或矢气为有效，也可逐渐使腹痛缓解。临床验证下来，也是效果不错的。

3. 盐汤童便法 张大昌还介绍有一个验方，用盐两大匙，熬令黄，童便500 ml，和合温服，很快可吐下即愈。这运用了提壶揭盖的道理，对于胃肠急证，关格不通，此为救命要方，对霍乱的腹中绞痛也有良效。虽然有人难以接受，但在没有医疗条件的地方，这个方法可以救命。

4. 承气汤法 若服用麻油无效，一般用承气汤的机会比较多，阳虚的患者，特别是左下腹升结肠部位梗阻可以用大黄附子汤。没有条件的则可选择胆宁片等通便药物，腹部用毛巾热敷促进胃肠蠕动。如果在西藏、四川等地，大黄遍地可寻，可以取30～50 g生大黄热水泡十几分钟，也有通便的效果。根据梗阻的部位可选用口服或灌肠治疗。如果实在找不到中药，先用肥皂水500 ml左右灌肠也有部分患者可以缓解。

我侄子几年前曾有腹痛，拍腹部平片见液平，当地医院诊断为肠梗阻，服用麻油乏效，后用大承气汤一剂而愈。

临床上报道用大承气汤或复方大承气汤（大承气汤中枳实改枳壳，加桃仁、赤芍、莱菔子）治疗肠梗阻的报告举不胜举，成功率大多在80%以上。黄煌教授说：肠梗阻的痛、胀、呕、闭四大特点与大承气汤证极为相似。据报道，大承气汤对粘连型肠梗阻、蛔虫性肠梗阻、粪石性肠梗阻、动力型肠梗阻及腹腔结核性肠梗阻的疗效为佳。

对于一种麻痹性肠梗阻，大承气汤中的芒硝会促进肠液大量分泌，会增加腹压，加重胀满，所以不适合大承气汤，可试用小承气汤，若有肠鸣音，则可继续服药。

粘连性肠梗阻经非手术治疗病情不见好转或病情加重；或怀疑为绞窄性肠梗阻，特别是闭襻性肠梗阻；或粘连性肠梗阻反复频繁发作，严重影响患者生活质量时，则需要考虑手术治疗。

医籍选粹

肠胃急症秘方"走马散"：取马粪30 g（炒黑），研为细末，每次用热黄酒送服15 g。若不效，4小时后再服15 g。此方可用于治疗霍乱、干霍乱、绞肠痧、肠套叠、肠梗阻、肠痉挛等病症。边远地区可备急用。

——《张大昌医论医案集》

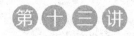

第十三讲

中暑救急有妙招

核心提示：避免饮冷水；醋水"醒心汤"，十宣放血，白糖水和咸豆浆都有治疗中暑的效果。

延伸阅读：空调病（阴暑病）可演变出多种疾病，必要时可用中药或藿香正气。

夏天，人在烈日下暴晒或高温环境下活动一定时间，容易出现发热、头晕、头痛、皮肤灼热、恶心、呕吐，甚至昏厥、痉挛等中暑症状，婴幼儿、老年人、心脏病、高血压等人群更易发生危险。

众所周知，防暑应多饮水，但不宜饮用酒精性饮料和高糖饮料。可预备酸梅汤、绿豆汤或者白扁豆汤饮用，西瓜、金银花露、藿香正气散、龙虎丹等均有防治中暑的效果。

发生中暑，患者应转移到避阳处休息（但不可过于冷，以免把热气闭在体内），解开衣服，加强通风，饮淡温盐水补充水分。还可用湿毛巾擦拭身体裸露部位，再稍事休息即可复原。如果晕倒，将其放在凉处平卧，并掐水沟穴，稍后多可苏醒。要避免饮用凉饮料，给人体一个适应过程，以免造成胃痉挛。

1. 紧急处理及禁忌 中暑头昏、头痛，忽然晕厥，古人建议赶紧移动患者到凉爽的地方，并用大蒜数瓣，道中黄土一撮，合捣如泥，温水搅匀，澄其清汁灌服，患者即可苏醒。切记，不要饮冷水，否则热气内遏，必致不救。还有张大昌介绍的一个方法，用一半开水、一半好醋搅匀，服下，谓"醒心汤"，往年村场小店常用这个办法救人，也值得推荐。

《急救良方》还建议"急取路上热土，于死人脐作窝，多令人尿溺于脐中"。此法温中气，恢复脾胃升降功能，也有解暑急救的效果。但现代环境下，这种方法用的机会比较少了。

2. 十宣放血 发热及昏迷，可针刺十指尖（十宣）放血，还可加刺肘窝尺泽穴出血泄热。很多人中暑昏迷、高热就是可以这样抢救。上海中医药大学何裕民教授据说小时候中暑高热就曾被放血救过来。当然，还要适当补充水分。

3. 白糖水和咸豆浆的妙用 民间验方常用鲜扁豆叶捣烂取汁治疗中暑。名医彭子益指出：暑月忽然昏倒，汗出如雨，头昏不能起立。用重剂冰糖水或白糖水频服；或豆浆加盐，热水调化，去渣服。大补中气，胆经相火下降即愈。黄豆一把煎服，治一切暑病甚效。若是再重的中暑，只能服中药清暑益气汤之类治疗了。

4. 阴暑病与藿香正气、香薷饮 此外，现在空调比较普遍，长时间在空调房里工作的白领，该出汗时不能出汗，或过度避暑，贪食生冷，会容易得"空调病"（中医的"阴暑病"），可用服藿香正气胶囊或藿香正气水，若效果不理想则服用香薷饮：香薷6g，鲜扁豆花9g，厚朴6g；口渴面红者加金银花9g，连翘6g。

记住上面几个方法，一般性的中暑应该可以应付了，如果初步处理后还是感觉不适，可以刮痧或中药调理。当然，中药最好在医师指导及处方后使用，保证治疗的疗效，避免不当用药。

医籍选粹

中热僵仆不醒，切勿移冷地，寒气一逼即死。须安置于近日暖处，取路上净热土，捏圆圈围脐上，令溺圈内，或将日晒热瓦，熨其人心腹及脐下，气通则醒。

——《严用和济生方》

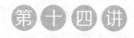

疝气止痛不用愁

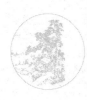

核心提示：小茴香等温法治疗疝气；当归生姜羊肉汤食补温肝补血散寒；刺发旋法或灸百会穴都可治疗疝气。

延伸阅读：大敦穴、太冲穴可治疗疝气。

疝气多因肝经虚寒作祟，平时应避免寒凉饮食及过度劳累。一般西医多用手法回纳，不能回纳多采用手术治疗。中医有一些救急的方法，若是服一段时间中药大多数可以治愈的。有些地方还有疝气托出售，一般疝气托内会加入中药包，成分一般为小茴香等药物，不但小儿有效，部分成人也有很好的疗效，可以尝试。

若是各种保守治疗仍效果不大，或者是切口疝等情况，则需要考虑手术。

1. 当归生姜羊肉汤　治疗本病易被接受的是食疗方就是《金匮要略》里的"当归生姜羊肉汤"。用当归10 g、生姜10 g、羊肉250 g，熬汤食用即可。本方可以治寒疝、胁痛、里急、腹痛及产后腹痛者。肝经木气为生发之气，本方温暖滋润，养血散寒，则生气充足，条达上升，疝气自然少发或不发。

2. 花椒、干姜、小茴香青盐丸　古书多用肉桂、花椒、干姜、饴糖等食材治疗疝气，都以温补为主治疗，简单易行。如《肘后备急方》治寒疝腹痛，即取花椒、干姜煎药去滓，纳入饴糖再煎后服用。小茴香是疝气的常用药，温胃暖肾，散寒行气，故而有效。如《洪氏集验方》取小茴香、青盐做丸内服。可以用小茴香15 g，食盐少许，共为细末，每次服3 g，温水送下，一日3次服用。这些食材很容易买到。

3. 大敦穴、太冲穴　疝气发作时，可以手法环纳，针灸比手法还纳更为优越，发作的间隔时间也会显然延长。

疝气疼痛可在大敦穴点刺出血，配合或仅刺太冲一穴（左右均可，图14-1），多可豁然回复。大敦穴位于大踇趾（靠第2趾一侧）甲根边缘约2 mm处；太冲穴位于足背侧，当第1跖骨间隙的后方凹陷处。可直刺0.5～0.8寸。这两个都是很常用的穴位。

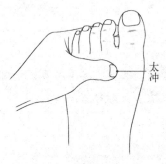

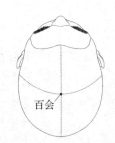

图14-1　太冲穴位图　　　　　　　　图14-2　百会穴位图

4. 刺发旋或灸百会穴　《民间针灸绝技》有一个有趣的治法。若是睾丸膨胀，时时有气，俗称"气蛋"，可取头顶发旋中央点针刺，针尖向前（按胖瘦针1～3分），发旋有几个针几个。一般一两次可愈。发旋一般在百会穴（图14-2）附近，子宫脱垂可灸百会，故而睾丸膨胀针灸百会也会有效。

如果是婴儿疝气，针灸比较麻烦，可以用麝香少许，放脐中，外贴暖脐膏，可以复位。因麝香目前很难买到，疝气托不失为一个好方法，我小侄子儿时就曾用这个方法治愈。

医籍选粹

七疝之称自古传，既有双坠亦有偏，阴交曲泉与气海，大敦归来并行间。

——《孙培荣针灸验案汇编》

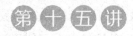

第十五讲

呕吐常用内关，孕吐可用芦根

核心提示：食滞等先探吐；生姜汁、柠檬、芦根止呕；中魁穴、内关穴。

延伸阅读：明确诊断排除颅脑病变，急性胃肠炎，按压至阳或尺泽穴刮痧。

呕吐多由胃失和降，气逆于上所引起，所以任何病变，无论外感、内伤、饮食不节，还是其他疾病，有损于胃，都可以发生呕吐。呕吐多见于西医急慢性胃炎、幽门痉挛、胃十二指肠溃疡等，也见于急性感染、药物毒副作用、妊娠呕吐、胃神经症等疾病。其中妊娠初期呕吐不止，又称"恶阻"，因怕影响胎儿，临床用药颇为尴尬。西医也缺乏有效治疗手段。

若头痛剧烈，伴喷射性呕吐，久治不效，可能有颅脑病变，不可单纯治疗呕吐。久治不愈的呕吐，诊断应详细询问病史、体检，必要时完善相关检查，排除肿瘤等病变。长期大便不通，胃气上逆也可出现呕吐、头晕等症状，应先用灌肠等通便。

1. 探吐法排出食滞、痈脓等 呕吐是人体的反射动作，可将有害物质从胃排出而保护人体。若胃里有食滞、痈脓、痰饮等，呕吐是对人体有益的。若是吃坏东西可先用盐汤探吐，吐出变质或有毒食物后呕吐自止。但持久而剧烈的呕吐可损伤正气，应当治疗。

2. 生姜汁 生姜是呕家圣药，生姜汁对胃寒呕吐极有效。同时，生姜可解鱼蟹毒，所以做鱼的时候一般放姜，不仅调味，还可以解毒。若是吃了冷饮、海鲜、螃蟹等出现呕吐，生姜和紫苏叶是很好的选择。

3. 芦根饮治疗孕吐 芦根30 g，煎成浓汤饮服，对妊娠引起的呕吐疗效很好。

我大姐怀孕呕吐就曾经用过这个办法，效果真的不错，吃过一两次，呕吐就明显减少。芦根味甘，性寒，无毒，归肺、胃经。能清热生津，除烦止呕，还可以利尿下行。对呕吐、咽喉疼痛、牙龈出血及肺热咳嗽都有效果，关键对孕妇没有副作用。

4. 内关穴及中魁穴 "公孙内关胃心胸"，内关穴对胃、心、胸部的疾病都可以治疗（内关定位见第二讲）。呕吐不止，胸膈之间或胀痛，及妊娠呕吐，诸药不纳者，可艾灸内关穴7壮。男左女右，或两侧一起灸。按揉也有效果。

中魁穴是经外奇穴，位于中指背侧第2指指节中间，可以主治噎膈、呕吐、食欲不振、呃逆。可将中魁穴顶住桌边或椅背进行垂直按压，以感到酸胀为度后放开，然后再次按压，一按一放，坚持在10分钟左右。患者也可以双手握拳，以两指中魁穴对准后进行相互按压。也可针刺0.2～0.3寸，或艾炷灸5～7壮，都有止呕效果。

还有一些呕吐若上述方法效果不大，一则需详细检查明确诊断，还要找中医师详细辨证治疗。

医籍选粹

（芦根）疗呕逆不下食、胃中热，伤寒患者弥良。

——《新修本草》

若患翻胃并吐食，中魁奇穴莫教偏。

——《扁鹊神应针灸玉龙经》

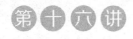

柿干烧灰治便血神效

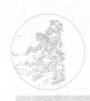

核心提示：痔疮、痢疾、肛瘘等均可导致便血，可将柿干烧灰服。

延伸阅读：艾灸命门穴对痔疮出血有良效。

若是大便带有鲜血或暗红色血液，或者大便呈柏油样，在西医学这些情况都是便血。便血的原因除了痔疮外，主要是消化道出血。其中黑便多是上消化道出血，便中有鲜血多为下消化道出血。有些人对于黑便不知道其严重性，以为鲜血才是便血，这是不对的。根据患者腹痛、肛门疼痛、大便等情况医生可初步判断病情并针对性治疗。

本篇讨论的，只是肠道炎症或溃疡、痔疮等所致的大便带有鲜血或暗红色血液的病症，不包括上消化道出血。

1. 柿干烧灰 山东名医李克绍，曾多次提及柿干治病的古今经验。如《王缪百一选方》：曾通判的儿子，大便带血半年，用柿干烧灰，米饮送服，一次即愈。《泊宅编》：外兄刘豫，病脏毒下血（类似痔疮伴脓肿出血的疾病），已半月，自恐病重将死，后得一方（即上方），饮服6 g，遂愈。《折肱漫录》：乙酉岁六月，余避乱小船，奔走冒暑，处暑后患痢，余年老不敢服攻下药，用一般平稳方调，凡七日，病愈，但痢虽愈而血未止，兼大便燥结为苦。又治了半月，无效。后来读《玉机微义》有"柿干，烧，米饮调服"一方，因觅此药服之，服不到30 g，病即痊愈，可称神方。

所以柿干烧灰对痢疾、痔疮等很多原因导致的大便带血都有效果。

2. 命门穴 彭静山根据古书经验介绍，若便血无度，于命门穴（图16-1）处寻痛点，灸5壮到7壮，有神效，据说可永不再发。命门穴位于后背两肾之间，第2腰椎棘突下，与肚脐相平对。

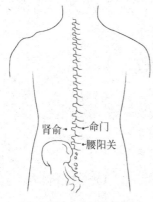

肾俞 —— 命门

—— 腰阳关

图16-1 命门穴位图

一般对于痔疮出血或肛瘘，灸命门穴都有很好的效果。

《寿世保元》提到灸命门穴（腰椎第2椎）7壮，可以治疗肠风下血（血清而色鲜，多在粪前）；若病程较久者，在椎上两旁各1寸处再各灸7壮，无不除根。

痔漏或开完刀后伤口又没好，产生瘘管，灸命门穴对促进收口很有效。

百草霜、炒槐花、煅牛角鳃等也有很好的治疗大便出血的效果。相比较而言，柿干烧灰和灸命门穴都是疗效可靠而且操作简单的，可以作为首选。这些方法对简单的病变疗效是肯定的，如果无效则应进一步做胃肠镜等检查，以排除一些恶性病变导致的便血。

医籍选粹

灸肠风诸痔，十四椎下各开一寸，年深者最效。

—— 《医学入门》

治痔漏，用艾灸对脐背脊（命门），男3壮，女4壮。

—— 《卫生易简方》

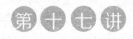

第十七讲

肾绞痛拔罐止痛，肾结石核桃能敌

核心提示：按压承山穴；拔罐；核桃小米粥。

延伸阅读：肾结石慎服维生素C及钙片、牛奶，应多喝水，以免再生结石。

肾绞痛一般是由肾结石或输尿管结石移动所致，发作时多为一侧腰腹绞痛，难以忍受，患者常大汗淋漓或手足厥冷，可伴有频繁呕吐，或有小便色深及小便不畅。好发于深夜凌晨。西医一般需用强效止痛剂配合解痉的阿托品、山莨菪碱等治疗。当然根本的治疗还是去除结石。但若周围医疗环境不具备时，患者只能等待发作自行停止了，当然这是很悲催的情况。

幸好有中医可以救急，如果肾绞痛频发，或者经检查确诊为肾结石、输尿管结石者，可用指压承山穴止肾绞痛，据说委中穴放血也有较好效果，但以前者操作最为简单。此外，中医还有拔罐治疗肾绞痛的"绝技"。

1. 指压承山穴 承山穴（图17-1）位于人体的小腿后面正中，当伸直小腿或足跟上提时，腓肠肌肌腹下出现的尖角凹陷处即是。

按压承山穴时，患者取俯卧位或侧卧位，用一手或双手拇指重压肾绞痛发作侧的承山穴，重压15秒左右（或数分钟），有明显酸痛感后，肾绞痛可消失或明显缓解。我曾急诊遇到一位同事的父亲肾绞痛发作，疼痛难忍，开始用吗啡控制，数小时后再次发作，害怕吗啡有副作用或上瘾，患者犹豫不决，于是我重压

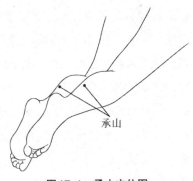

图17-1 承山穴位图

其同侧承山穴，约1分钟后疼痛缓解，达到能忍耐的程度，后又按压数分钟，疼痛明显减轻。还有一位小伙子也是肾绞痛，用了黄体酮松弛输尿管平滑肌无效，后按压承山穴改善，在针刺手三里、太溪穴与复溜穴之间的肾结石点，疼痛明显缓解。

2. 拔罐治疗肾绞痛，排石止痛效如神　国医大师邓铁涛介绍，当患者出现急腹痛或肾绞痛时，可当即使用拔火罐法治疗。操作方法与一般拔罐法相同，而吸定点则随疼痛的部位不同而改变。根据左右，痛点高者对正痛点拔其背面，痛点下者正对痛点拔其腹，疼痛的位置往往是输尿管的3个狭窄点部位，上中两点火罐放背面，近膀胱点火罐则拔其腹。用上述方法进行治疗，不仅止痛效果立竿见影，而且能够使结石往下滑，促使其排出体外。邓铁涛曾运用此法治疗一位肾绞痛患者，疼痛发作时便即刻对其痛点进行拔罐。经过3次治疗后，结石落入膀胱，不久后患者便排出结石。〔冼建春，邱文慧. 邓铁涛运用外治法临床经验介绍［J］. 新中医，2015（7）：318-319.〕如果没有火罐可以用杯子代替。有一次我在灵兰中医的微信讲课，一位广东老师补充说拔罐对于肾绞痛效果显著，试验过多次。

3. 核桃是肾结石的克星　古人治泌尿道结石有许多成方，现代也有"三金汤（金钱草、海金沙、鸡内金）"等，或单用金钱草30～60 g煎汤口服，部分患者可排出结石，部分患者疗效不佳。因为多数成方都以利尿排石通淋为主，耗伐正气，忽视了肾虚的根本病因，所以在补肾基础上排石疗效更佳。

核桃仁，又名核桃肉，性温，味甘，入肺、肾经，是补肾强腰膝、敛肺定喘的要药。《急救危症简便验方》记载"治石淋，胡桃肉一升，细米煮浆粥一升，相和，顿服即愈"。效果有些夸张，但思路也是从补肾入手的。因此，肾结石患者多吃核桃小米粥是有好处的。

近代名医张锡纯在《医学衷中参西录》中讲核桃仁有"消坚开瘀，治心腹疼痛，砂淋、石淋堵塞作疼，肾败不能漉水，小便不利"等功效。砂淋、石淋实即泌尿道结石引起的排尿不畅、尿路感染。山东名医周凤梧介绍治疗肾结石的验方，也以核桃仁为主药：

核桃仁500 g（烤黄），鸡内金250 g（炮研细末），蜂蜜500 g。先将核桃仁、鸡内金研细，将蜂蜜熬化，再将上药粉投入搅匀，再熬5分钟，即可。装瓶备用。每次1汤匙，每日3次，服后多饮开水。服15～30日，即见效果，或排石，或将结石溶化如乳油色液体排出。

又方：核桃仁、麻油各120 g，冰糖100 g。用麻油将核桃仁炸酥，研细末，再将冰糖混合磨研，即成。服时以开水调成乳剂。成人每日服1剂，或每次用2汤匙，每日2～3次。

此外，肾结石患者慎服维生素C及钙片、牛奶和苯溴马隆等西药，应多喝水，以免再生结石。

医籍选粹

石淋。用胡桃肉一升，细米煮，另煮浆粥一升，一并服下。

——《本草纲目》

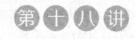
痛风刺血拔罐有特效

核心提示：低嘌呤、低糖、低脂饮食，忌酒；急性发作刺血拔罐，或用水蛭吸血法；生姜外用也可止痛。

延伸阅读：X形平衡法止痛，百合、车前子泡茶避免痛风发作。

随着饮食结构的改变，痛风的人越来越多。西医学认为痛风是尿酸过高导致沉淀物堆积在关节，故产生剧痛，皮肤红肿，碰触不得，以足部跖趾关节及大踇趾为多发部位，部分患者发病部位可呈游走性。其一般治疗是消炎止痛，同时要求患者不可喝酒，控制高嘌呤饮食的摄入，如海鲜、啤酒、豆制品及动物内脏等，以免痛风再发。中医认为过食甜味及油腻食物与酒是致病之因，并非单一饮酒造成，必须少吃甜食，少吃油腻食物，自然无病。一旦得病，则可用中药及针灸治疗。

1. 刺血拔罐止痛神效　临床研究表明，刺血加罐极为有效。取红肿明显处消毒，用七星针重叩至皮肤出血，注意：要将红肿处全部叩遍。立即加拔火罐，小关节处可用以抽气小罐拔之，等瘀血出净，取罐，用干棉球擦去瘀血。每处每次宜拔出瘀血5～10 ml为宜。每周2次，4次为1个疗程。有效率达100%。

我曾在临床使用此法，在红肿最明显，且有发黄化脓感觉的地方，用三棱针放血，可挤出豆渣样黄白色尿酸结晶，一直挤到血色变为鲜红即可，疼痛可缓解，若能拔罐，拔出毒血的效果更好。

2. 水蛭疗法　水蛭善于吸血，常用来帮助吸出脓血、腐肉。还有医家用活水蛭置于病变处吸吮30～60分钟，每日1～2次，可连用15～30日，治疗痛风性关节炎有特殊的疗效。这个办法简单可行，并无弊端，方便时可选择应用。两种疗法是相同的治疗机制，都是把毒血拔除，疼痛自然消除。

《本草汇言》：水蛭，逐恶血、瘀血之药也。具有很好的抗血栓、活血利水等作用，可用于脑梗死等疾病，我曾用水蛭粉口服治疗下肢血栓，也有很好的疗效。

3. X形平衡疗法 对于痛风急性发作部位在膝关节内、踝部等红肿不明显的患者，我在临床上常用周尔晋"X形平衡疗法"针刺缓解疼痛，也有很好止痛效果，同时针刺留针时应不断活动患处，疗效更为明显。几位患者针刺后当场或次日红肿即见消退，颇为神奇。详细取穴法见后文"骨伤科"的介绍。

4. 生姜调香油缓解痛风 若是关节疼痛如刀剜不可忍，又不想用针灸，用生姜切片蘸香油搽痛处，然后将生姜烧热、捣烂，敷患处，不久姜干而疼痛可减轻。此法见于《急救危症简便验方》，有一定止痛效果。《管氏医家12代秘方选注》也有一个秘方："两足急痛拘急挛，不分昼夜动移难；猴姜炖肉（羊）趁热服，生姜膏贴康如前。"对足筋拘挛抽搐或关节疼痛严重，可采用骨碎补60～90 g，羊肉500 g，炖熟，温热吃；同时用生姜捣绒呈膏状贴敷患处，便可恢复健康。对风湿、类风湿关节炎、痛风等均有较好效果。

5. 百合、车前子泡茶避免痛风发作 有一个民间验方很好。每日用百合、车前子各30 g泡水当茶饮，可明显减轻痛风发作。百合含有秋水仙碱，车前子利尿、降尿酸，故而有降尿酸、减少痛风炎症的作用，临床也得到很多患者的验证。

医籍选粹

两足急痛拘急挛，不分昼夜动移难；猴姜炖肉（羊）趁热服，生姜膏贴康如前。

——《管氏医家12代秘方选注》

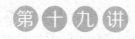

第十九讲

"承山"不仅能治疗小腿抽筋

核心提示：承山穴治疗小腿抽筋；肌肉中点按压法。

延伸阅读：承山穴治疗尾椎骨外伤、下肢无力、肾绞痛、痔疮、痛经都有良好效果。

睡眠中或清醒时突然出现小腿抽筋，肌肉抽搐痉挛、扭转急痛，不能屈伸，这种情况西医称为"腓肠肌痉挛"，必须忍痛用力伸足，甚至下床挺立才能缓解。多是因为气血不足，寒湿入侵，或局部肌肉过于疲劳（如游泳、过度活动等）导致，吐泻过度也会引发。治疗的同时应注意保温，才能有更好疗效。

1. 按压承山穴治疗腿抽筋　抽筋治疗以局部取穴为主，结合温热刺激更佳。常用的穴位有承筋、阳陵泉和承山穴（图17-1）。其中承山穴最为常用，按揉、针灸都可以。

承山穴对小腿抽筋也是疗效显著，偶然发作，如游泳时抽筋发作就重压承山穴即可；若是长期反复抽筋，一般用温补手法，或温针灸，常一次见效或痊愈，一般不超过3次。

对大众而言，很难记得穴位，最好学会能立刻应用的缓解法。有人介绍，抽筋的肌肉有时不局限在小腿，大腿、脚底板、背部、肩颈部或手部抽筋也时有发生。不管抽筋部位在哪里，抽筋的那条肌肉必然是处于一种紧绷的状态，在这肌肉的中间部位（不用很精确），用手指或是其他方法用力按压住，不用揉，直到肌肉松弛即可。只要你摸得到，就可以轻松解决，而且不用管是否在穴位上，都有效。

2. 承山穴的其他作用　前面讲了承山穴可以缓解肾绞痛，治疗小腿转筋，还可以治疗痔疮。在临床上，因痔疮大量出血时，针承山、灸孔最都有止血的效果。

此外，倪海厦讲，有很多美女穿高跟鞋，走路摔倒，结果尾椎骨受伤。那怎么处理呢？刚开始新伤的时候，在承山穴你会看到有青筋，有时在右腿，有时在左腿，有时两腿都有，这是尾椎骨受伤的表现。这时候你拿放血针，承山穴放血一出来，当场就好了，效果就是那么快，这是伤科的大穴。其他如脚后跟痛、脚无力、抽筋都可以在这里治。记得承山穴下针一定要透到骨头上，即透到胫骨上。

按照全息学理论的论述，承山穴对应尾椎骨附近，而十七椎是治疗痛经的重要穴位，如果有时不方便按压，也可以用承山穴代替，也有治痛经的效果。

医籍选粹

承山主大便不通，转筋，痔肿，脚气膝肿，胫酸脚跟痛，筋急痛。

——《针灸大成》

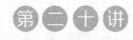

第二十讲

白胡椒葱白治疗尿潴留

核心提示：白胡椒葱白外敷、葱蜜外敷可通小便；取嚏法对气滞导致的尿潴留有效。

延伸阅读：倒换散治疗术后或产后、结扎所致的尿潴留。

尿潴留是指膀胱内充满尿液而不能正常排出，小便不通或仅有点滴而下，中医称为"癃闭"。病情轻的涓滴不利为"癃"，严重者点滴小便皆无称为"闭"。若是有亲友前列腺增生症或手术后尿潴留，可以尝试以下验方。若无效或嫌麻烦，则需借助导尿管。古代华佗、张仲景就有葱管导尿的记录，可见医无中西，殊途同归，只是现代器械更加精细、卫生了，也是时代的进步。

若是不明原因的无尿或少尿（每日少于 500 ml），且没有膀胱胀满感，伴有水肿，则需排除急性肾炎和急性肾损伤，要及时就诊，切莫大意。

1. 白胡椒葱白外敷　《梁秀清临床经验选》中介绍了一个尿潴留的验方，方法很简单：用葱白1根，白胡椒7粒，共捣烂如泥，填敷肚脐上，盖以塑料薄膜，胶布固定，治疗小便不通，疗效特佳。我用来治疗前列腺增生导致的尿潴留有效。郭博信以此曾治疗一例肺癌尿潴留患者，敷药2小时后小便通畅。

2. 葱蜜外敷通小便　陈存仁介绍，既往小儿患了发热病，小便困难、下部作胀，可用葱蜜调成浆汁涂在脐下，再用布包扎，约半小时后葱蜜便发出异臭，膀胱部分也同时发生气化作用，小便就能通畅如注。老年人小便不通，情形不同，或是癃闭（前列腺肿大），需要卧床休息，可先服补中益气汤，再用葱蜜外敷，也能通便。先可用葱500 g、白蜜半盏，将葱捣烂与蜜调和，敷在患者小腹部。

3. 温补、艾灸改善前列腺增生导致的小便不畅　对前列腺增生等阳虚较重者，可隔盐灸神阙穴，或隔姜灸关元等穴位，直达病所，疗效较佳。炒盐布包反复热熨小腹部亦可。同时应注意保暖，不可过食生冷。

对老年人来说，肾阳亏虚，前列腺增生症所致小便不畅，临床一般以温阳化湿为主治疗，用真武汤加减多可收到满意效果，常服金匮肾气丸也有温阳利尿的效果，并可加肉苁蓉、鹿角片、补骨脂等药温阳，合平胃散化湿可治疗前列腺炎。在常规清利湿热的方剂中参考加入平胃散（苍术、厚朴、陈皮、甘草）对前列腺炎症有很好的疗效，这是我的经验，可以参考。

4. 取嚏法 取嚏法宣畅气机，对产后尿潴留、前列腺增生症等有时有立竿见影之效，可用皂角粉少许吹鼻。有一位妇人和丈夫争吵后小便不下，下腹部胀满。张大昌说："此气郁尔，郁者达之。"以皂角末揞入患者鼻孔中少量，妇人立刻喷嚏连连，涕泪俱出，尿不觉自下，衣裤湿透。可见张大昌知常达变，智慧超人。

5. 倒换散治疗术后或产后、结扎所致的尿潴留 "倒换散"原为《本草纲目》方："癃闭不通，小腹急痛，无问新久，大黄、荆芥为末，等分，每温水服三钱。小便不通，大黄减半；大便不通，荆芥减半。名倒换散。"《杏林医选》记载本方现代治疗各种不明原因的尿潴留症，尤其是各种手术后或产后、结扎等所出现的尿潴留，疗效卓著。可用荆芥、大黄各10 g，焙干研末，加水约200 ml煎沸，纱布过滤去药渣，加入少许白酒（约5 ml）为引，温服，一般服药后三四小时即通利。

掌握了上面几种方法，或可避免导尿之苦，也进而避免了导尿引起的泌尿道感染等问题，值得留意。

医籍选粹

癃闭不通，小腹急痛，无问新久，大黄、荆芥为末，等分，每温水服三钱。小便不通，大黄减半；大便不通，荆芥减半。名倒换散。

——《本草纲目》

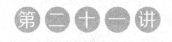

第二十一讲

癫痫的灸法治疗

核心提示：做好防护工作，发作灸百会穴，或长强穴附近刺血也有
　　　　　效；清醒时灸照海、申脉穴。
延伸阅读：柴胡加龙骨牡蛎汤；控涎丹；白金丸。

　　癫痫俗称"羊角风"或"羊癫风"，是大脑神经元突发性异常放电，导致短暂的大脑功能障碍的一种慢性疾病。癫痫多间歇性、阵发性发作，一般有小发作与大发作两类。小发作时常类似晕厥，发作时间短暂；大发作时，一般患者多突然尖叫一声，继而跌扑昏倒，口吐白沫，牙关紧闭，口唇及全身青紫，四肢抽搐，有人发作后即呈昏睡状态。其症状容易让周围人紧张害怕，西医一般会用安定（地西泮）等镇静剂。

　　1. 基本防护　发病时，应在患者嘴中放软毛巾、软木塞等，避免其咬到舌头。平时应嘱患者避免饥饿、疲劳和不良精神刺激，以减少发作。

　　2. 发作灸百会　患者在发癫痫的时候，可以单灸百会穴直至抽搐缓解，人苏醒过来。再次发作可以再灸。这是《医宗金鉴》的方法，疗效可靠。

　　3. 会阴部放血　民间常在发病时在会阴处寻找疙瘩或泡状物，用三棱针刺破，使之流出黏液或血水。一般一次即愈。若无疙瘩等，可从大椎穴旁开1寸，用手向长强穴的两侧推搓3次，这时长强穴两旁呈充血状态，左手按压勿松，右手持三棱针在长强穴两旁的会阳穴点刺出血，不留针。一般2次治愈。贺普仁治疗癫痫在长强穴周围（前后左右）以三棱针点刺出血，有良效。

　　癫痫为大脑神经的问题，根据全息学说，百会可治疗会阴附近的疾病，如子宫脱垂、疝气等，会阴部也可对头部疾病有治疗作用。

　　4. 清醒时灸法　当清醒后没有发病时，可以用灸法。白日发作的癫痫，灸两侧申脉穴二七壮，夜间发作的灸照海穴二七壮。白天、晚上不定时发，照海、申脉都灸。

照海、申脉穴都是八脉交会穴，照海通阴跷脉，在足内侧，内踝尖下方凹陷处；申脉通阳跷脉，在足外侧部，外踝直下方凹陷中。阴跷为病，阳缓而阴急；阳跷为病，阴缓而阳急。二穴对癫痫、抽筋类的疾病有很好的治疗作用。

5. 中药治疗 中药治疗癫痫也有很多有效方剂，最常用柴胡加龙骨牡蛎汤，清代医学家徐灵胎说："此方能下肝胆之惊痰，以之治癫痫必效。"本病还有很多其他有效方药，如控涎丹、白金丸等，应至中医师处辨证处方。

在癫痫发作之后，还是要到医院详细检查，明确发病原因，不可发作停止便放任不理。

医籍选粹

痫症初发：用皂角汁灌鼻内。其风涎即从鼻口中涕唾而出。若苏后，其涎不止，急以盐汤，服之自止。

——《医宗金鉴》

一方，发时灸百会穴，不拘壮数，以苏为止。再发再灸，以愈为度。

——《刺灸要诀》

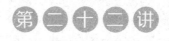

溺水的中医急救特色

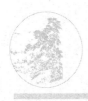

核心提示：急救体位脚高头低，配合按压胸腹，必要时心肺复苏。

延伸阅读：中医针灸等急救法。

在海边或乡下，因缺乏相关的急救常识，时常有溺水死亡的不幸事件。若遇到有人溺水，因水吸入体内，闭塞呼吸，使气血停顿，重者人事不省，脉息全无，很容易丧生。中医在溺水急救上也有很多独特的经验，有时候在偏远的地方还有部分传承下来，但大多数都要检阅古籍才知道古人急救的那些奇思妙想。

1. 急救体位　应使溺水者仰卧，脚高头低位，及时排出体内积水，恢复其呼吸、心跳，但不可倒提出水。很多人急着心肺复苏，使患者头高脚低，特别是有些韩剧错误的引导示范，很难成功。

2. 古代急救法　古人救起溺水者后，使其脚高头低俯卧位，先将口撬开，横叼一支筷子，方便引流出水。以细管往两耳窍吹气（有条件的将生半夏末吹入其鼻孔），或者用人工呼吸的方法口对鼻吹气。如果在夏季，可使患者横着俯卧于牛背上，两边使人扶着，慢慢牵牛行走，行走颠簸可反复挤压患者胸腹，增加胸腹腔压力，积水自然从口中流出。

还可以让溺水者俯卧在倒扣的大铁锅或坛子上，适当按压腰腹，吐出体内之水。针灸大师周左宇曾随军队到台湾，遇军车翻入河内，他就曾经用这个古老的方法救了不少人。若心跳停止，排出积水后可配合心肺复苏法，古人的复苏法对腹部按压更为重视。

3. 还魂汤及外用药　还魂汤具有促醒作用。多数人认为还魂汤就是麻黄汤，古代药店常规麻黄汤备用救急。吴雄志家传经验，常用麻黄汤急救溺水等导致的昏迷。在药理学上，麻黄能够兴奋心脏、兴奋呼吸、兴奋中枢，使心肺脑先复苏；桂枝可以扩血管、抗凝活血、强心、增加心率；甘草具有肾上腺皮质激素样作用，可以抗炎、抗休克、抗过敏、祛痰等；杏仁宣肺化痰，开肺疏表。相对来讲，麻黄汤煎煮急救，是猛火急煎取药，有条件时可以直接用颗粒剂冲服。

古人还有炒粗盐布包好熨脐部，并取大量灶中草灰盖在溺水者身上，据说有拔水外出的急救效果，在《医宗金鉴》中有详细的记载。但现在这个条件不具备，我们也缺少相关案例，这里就不详细介绍了。

4. 针灸 倪海厦介绍，在溺水昏迷时，可以针刺水沟穴促醒，针会阴穴则可排出积水。操作时让患者趴着，小腿跪着，用3寸长针扎会阴穴，针进入会阴时要对着心脏的方向下针。采这个姿势，下针后患者水会喷出来。

5. 现代急救法 患者救上岸后及时倒出患者呼吸道及胃中的水，主要倒水动作有：① 患者俯卧，腹部垫高，头下垂，手压患者背部。② 抱住患者双腿，将其腹部放到救治者的肩上，快步走动，将积水倒出。我们可以看出这和古代急救的原理是一样的，大家可以根据周围环境灵活施救。

对有心跳呼吸停止者，立即行现场心肺复苏术。中医的心肺复苏法也是采取仰头举颏畅通呼吸道、开放气道、清除口鼻内异物如泥沙、水草等，一人以手按揉胸上，数动之（胸外按压）；一人屈伸按摩上下肢，若已僵直，应循序渐进；并按其腹部。同时可配合口对口人工呼吸。这与西医心肺复苏的方法相似，可以促进胸腹收缩与舒张，有效地进行气体交换。如此大概半小时，患者气从口出，呼吸、睁眼，继续屈伸其四肢或按压胸腹部数分钟。腹部按压配合胸外按压，使腹式呼吸与胸式呼吸并进，较现代急救法更有利于气体交换。屈伸其四肢则有促进血液流动，间接改善血液循环的作用。

6. 后遗症的处理 待患者苏醒后冬天宜饮少许温酒，夏天宜饮少许粥汤。同时，不可令溺水者近火，同时避免其大笑，防止再次呛水入肺而致不救。清醒后可予党参9 g，茯苓30 g，白术、薏苡仁、车前子各15 g，肉桂3 g，煎汤饮用，以祛除体内残存积水，减少后患。

我们可以看出，中医对于溺水的急救较现代医学考虑得更为周全，不仅在积水的处理上手段多样，在心肺复苏术上也独具特色，在针灸促醒、排水的运用，溺水后遗症的处理上都有独到之处。

医籍选粹

溺死救法：凡溺水，唯冬寒难救，余月心头暖者，俱易救。捞起时，切不可倒控，急将口撬开，横衔箸一只，使可出水，再将溺人横伏牛背，牵引徐行，腹中水从口中并大小便流出即活。若居城市无牛，可用阔凳一条，凳上加棉被叠起，被下安棉枕，中高旁低，如牛背式样，抬溺人横伏于上，凳不可放稳，垫虚一蹬脚，令一人常常将凳摇动，水控去亦活。春夏秋俱用此法，冬寒溺水，切不可就用火烘，火逼寒气入内，则不能救矣。急将湿衣解去，为之更换。一面炒盐，用布熨脐，一面厚铺被褥，取灶内热灰，多多铺在被上，中安棉枕，将溺人伏卧枕上，仍以灰从头至足厚堆，只留口鼻在外，出水灰上，再加被褥，不可令灰冷。盖灰性暖，而能拔水，凡蝇溺水，以灰埋之，少顷即活，此明验也。

——《急救广生集》

骨伤科

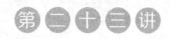

第二十三讲

跌打损伤的江湖不传之秘

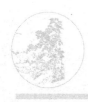

核心提示：简易韭叶散的制作，童便，赤小豆，三七粉等。

延伸阅读：手三里穴治疗跌打损伤。

人生在世，磕磕碰碰、跌打扭伤在所难免。有可能单纯有块淤青疼痛，有的可能是腰扭伤、脚扭伤，活动受限，还有的会遗留下多年的后遗症，每到阴雨天就会不舒服。这时候，身边没有个医生或万事通，可怎么办呢？

有时候，厨房里的很多食材就能帮助您，还有现在的有些保健品也可以大显神威。很多秘方，百姓日用而不知，只需一个人给您指出来，您就会恍然大悟。

高处坠伤，或者有人忽然摔倒时，有一点需要特别注意：首先，万万不可乱动患者，无论是老人还是孩子，不能关心则乱。伤者因为跌扑而突然喘不过气来，这时需要让他自己慢慢地呼吸过来才行，等到其出声或动了再救治。这是俗称的背过气去了，此时如果乱动伤者，干扰了其呼吸恢复，可能会导致昏迷死亡。这是老一辈人的经验，国学家南怀瑾也曾经提到过。

1. 民间的经验　民间遇到伤损肿痛，有经验的老人常让伤者饮用用熟麻油和热酒，若是伤较重的，再把黄土蒸热用旧布包好，更换轮流热熨伤处，疼痛即止。虽然土是土了点，但能促进血液循环，活血化瘀，不错的处理。

这个方法朴实无华，在跌打损伤时，吃香的喝辣的，还是相对容易接受的。

2. 童子尿　童便滋阴降火、止血消瘀，可以治疗跌打损伤，这在很多古书如清代朱世杰《外科十法》就有记载。

古代救急常用童尿、烧酒各半碗灌服，治跌打损伤，不拘有无瘀血，推陈致新，胜过他药。古代很多名医就是用童子尿和烧酒混合，灌服一两碗，治疗了很多房上跌下来、摔伤、马踢伤之类的较重的损伤。这个验方在小说《镜花缘》中也有记载。当然，采用与否主要看情况紧急不紧急，医疗条件好不好，还有患者能不能接受。这个秘方——对患者最好是个秘密。

3. 韭叶散 对急性损伤者，先在局部瘀血明显处用三棱针刺络拔罐排出瘀血。将新鲜韭菜切碎，不去汁，加适量面粉和水（或白酒）调敷患处，以圆形厚肉质树叶或塑料袋覆盖，绷带包扎加压（或胶布粘贴）固定，每日换1次，连换2～5日。治疗期间不用其他药物，嘱患者抬高患肢。临床报道，其中急性肌肉扭挫伤多换药1～2次后即痊愈。无不良反应。

这个方法对扭挫伤的淤青效果很好，我试过。你还可以顺手做一顿韭菜饺子安慰伤者。

4. 赤小豆粉冷水调敷 跌打损伤后局部血肿、疼痛，可用赤小豆适量，研磨成粉，用蜜糖或冷水调敷患处，已溃烂的疮疡敷在疮口周围，暴露疮口以便排脓，每日2次。这个方法可治疗热毒痈肿、血肿及扭伤，都能收到满意的效果。

彭常金医师用上验方治跌打血肿多例，无有不愈。大家也可以使用这个方法，看哪个更方便就用哪个。有人问，红豆沙治病，熟的有没有效果？我没试过，毕竟不能拿患者做实验。

5. 三七 三七以前运用可不是现在宣传的辅助降"三高"、乌须发的保健品，而是比现在宣传的还要神奇。李时珍在《本草纲目》中说："（三七）止血散血定痛，金刃箭伤、跌扑杖疮、血出不止者，嚼烂涂，或为末掺之，其血即止。亦主吐血衄血，下血血痢，崩中经水不止，产后恶血不下，血运血痛，赤目痈肿，虎咬蛇伤诸病。"功能开挂。《本草纲目拾遗》则进一步意犹未尽地补充说："人参补气第一，三七补血第一，味同而功亦等，故称人参三七，为中药之最珍贵者。"可见这味药不简单。

朱世杰在《外科十法》中提到："跌打损伤之后，凡大小便通利者，可用广三七二三钱，酒煎饮之。或服泽兰汤。若二便不通，必加大黄。其破损处，可用血竭为极细末掺之。韭叶散亦良。余用天下第一金疮药最佳，可保无虞。"

所以，跌打损伤，刀光剑影之后，出血了可以用三七粉外敷，大小便通利者，可用三七粉7～10 g，酒煎服。若二便不通，加大黄。当然，现在还有三七片等成药，也是不错的选择。

在云南省下乡期间，我发现当地很多关节扭伤、挫伤的居民，居然不知道服用三七粉，有了伤病就靠静养，挺不住了再来医院，也是很可惜的一件事情。

6. 常用中成药　七厘散、云南白药、跌打丸等成药也很有效果，外用的红花油，或者河蟹酒都可以活血化瘀、治疗跌打损伤。

在民间验方的基础上，还可以加上按揉或针刺手三里等穴位促进恢复。近来我治疗很多陈年旧伤，甚至活动受限的病患，针灸手三里等不过两三处穴位，很多人一次即愈，让我也是很受鼓舞。当然，遇到比较重的跌打损伤，或合并骨折，或昏迷不醒，这些方法可能力有不及，需要专业中医针灸、中药、正骨治疗或结合西医手段等进一步急救。

医籍选粹

跌打损伤之后，凡大小便通利者，可用广三七二三钱，酒煎饮之。或服泽兰汤。若二便不通，必加大黄。其破损处，可用血竭为极细末掺之。韭叶散亦良。余用天下第一金疮药最佳，可保无虞。

——《外科十法》

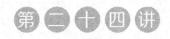

"扭伤穴" 大有用武之地

核心提示：按压或针刺手三里治疗各种扭伤、跌打损伤，可做"主力军"，也是治疗关节疼痛很好的"助攻手"。

延伸阅读：X形平衡疗法。

无论是在运动，还是在旅游、爬山，正是兴致勃勃的时候，却不定什么时候不小心脚或腰就扭了，那真是欲哭无泪的体验啊！日常生活中磕磕碰碰、跌打损伤不也是常有的事儿吗？

中医有没有专门治疗扭伤的穴位？有，这就是我要介绍的第一个穴位，就是"扭伤穴"——手三里穴（图24-1）。手三里没有足三里那么有名气，但是也是很重要的一个穴位，是各类扭挫伤、跌打损伤的专用穴，多数是关节疼痛、肌肉疼痛我都会加上它。手三里位于前臂背面桡侧（按照小学生举手回答问题时手臂姿势），当阳溪与曲池连线上，位于曲池穴往下2～2.5寸（也就是自身两个拇指的宽度），又称"扭伤穴"（也有人认为本穴在手三里稍下的部位）。扎针、按揉都有效。我的习惯是左边痛扎右边，反之亦然，就是用对侧的穴位，效果比同侧更明显。

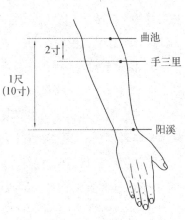

图24-1　手三里穴位图

1. 治疗腰扭伤、各类扭伤　若是腰扭伤，手三里按压有酸痛感，针下去后左右捻转，然后让患者慢慢活动腰部，扭伤处的疼痛就很快松开了。曾有好几位同事急性腰扭伤，我用此穴，确有"针入痛除"的效果。按揉虽然不如针灸快捷，但也有效果。还有一次我会诊遇到一位急性腰痛的病患，做完子宫切除术后，打了个喷嚏后就突发腰痛，活动受限。检查腰椎CT等无特殊异常，给她按揉对侧手三里穴数分钟，她的疼痛竟然也很快缓解。管床医生大呼"神医"，我这才反应过来她是腰扭伤。因此，此穴治疗扭伤，特别是腰扭伤十之八九都有良效，大有用武之地。一般来说就诊距发病时间越短效果越好，以发病后5小时内针刺效果最佳，常一次而愈。

临床还有很多不明原因的疼痛，比如有人不知什么时候开始下蹲时髋关节酸痛，或者手臂牵拉伤，或者腹股沟部活动不舒服，或者不明原因的某块肌肉酸痛不适，都可能是不小心扭到了，都可以尝试使用手三里，临床上也往往有理想的效果，说不定您一出手，就解决了困扰别人多时的大问题呢。

2. 治疗跌打损伤 2018年夏天我在南涧支边，门诊遇到一位车祸一日后过来检查的患者，碰到了左侧膝盖和肩膀，感觉膝盖疼痛，肩膀抬起来时也有牵拉痛，检查胸部、腹部和膝盖CT没有异常，于是尝试给他针刺右侧手三里穴，入针后马上有了得气的酸胀感，随即让他活动左手臂和膝盖，疼痛已经消失无踪了。还有上海市宝山区中西医结合医院的一位口腔科退休胡医生，20年前外伤后左手臂抬举受限，针手三里后疼痛大减，加上鱼肩穴后活动自如，多年旧伤，一次消除，可见手三里的神奇。

3. 膝关节鼠 手三里对一种膝关节疼痛，既往称为"膝关节鼠"的病变也有很好的治疗效果。这是膝关节软骨、骨质和其他组织的碎片脱落而积留于关节内所致造成的一种病变。主要表现为膝关节内疼痛，活动时加重，有时可使患者跌倒。患者反复出现膝关节突然锁住，不能伸直和屈曲。稍活动膝关节后，常出现弹响，随后症状消失。发作后关节可肿胀、积液。医师张智龙擅长用本穴治疗"膝关节鼠"和腰扭伤，一般腰扭伤者，左病右取，右病左取，膝关节鼠者，上病下取，左病右取。进针得气后即止，勿刺过深。我在临床上应用治疗膝关节炎的确有很好的缓解的效果，结合周尔晋的"X形平衡法"，取效更快。

4. 术后止痛 手三里不仅治疗腰扭伤、脚腕扭伤、手腕扭伤、肌肉牵拉伤、落枕和跌打损伤等都有效果（当然要先排除骨折，骨头的问题这个穴位就力有不及了），在受刀伤或术后疼痛时也有止痛的良效。在关节疼痛的治疗中，我也会加上手三里，起到缓解肌肉痉挛、加强止痛的效果。我曾治疗一位眼球摘除术后的患者，麻药逐渐失效后疼痛难忍，予针手三里后当即疼痛大减，后加用合谷、中渚穴疼痛明显减轻。毕竟，手术也是"刀伤"。

5. 急性胃肠炎及牙痛　　手三里属于阳明大肠经，故而对于急性胃肠炎也有一定疗效，我一位老患者曾经实验过，效果不错。此外对所谓"上火"导致的热性的牙痛，也有很好的止痛效果。虽然我没有用过，但临床有很多人都有类似的经验。

此穴虽好，是治疗跌打损伤、关节痛的"通才"，有时疼痛可以减轻但未完全消除，还有更"专"的方法治疗手脚扭伤等局部的疼痛。治疗落枕我的体会是耳穴最快，局部疼痛和关节损伤用周尔晋的"X形平衡法"效果更精准，再加上手三里助攻，多数能迎刃而解。待下文我细细道来。

医籍选粹

手三里：霍乱遗矢，失音气，齿痛，颊颌肿，瘰疬，手臂不仁，肘挛不伸，中风口僻，手足不随。

——《针灸大成》

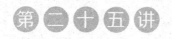

第二十五讲

腰扭伤急救宝典

核心提示：按压或针刺手三里、水沟、委中等穴位救急。

延伸阅读：反复发作需补益调理气血。

急性腰扭伤大多数人都碰到过，大多由姿势不当或过度劳作、运动等原因，使腰部气血壅滞，不通则痛，发病骤然，腰部僵硬，疼痛不堪，即使是喘气、咳嗽也可使疼痛加剧，需要卧床休息。针灸、推拿有不少行之有效的方法，正是中医大展神威的时候，很多时候一针下去，腰就好了，那还是有点成就感的。但有时候腰扭伤反复发作，扎好了之后第二日、第三日又再发作，又该怎么办呢？

首先我们谈谈腰扭伤急救法。

1. 针刺手三里 我要介绍的第一个穴位，就是前面提到的"扭伤穴"——手三里穴。我的习惯是左边痛扎右边，反之亦然，就是用疼痛对侧的穴位，效果比同侧更明显。腰扭伤针下去，左右捻转，叫患者慢慢活动，扭伤就松开了。按揉也有一定效果。这是我临床的扭伤常用穴，也是很多疼痛性疾病的配穴。

2. 针刺水沟 针刺水沟是腰扭伤常用穴，在临床实践中屡获殊效。水沟穴是督脉经穴，督脉起于长强穴，沿后背正中上行，止于龈交穴，并有膀胱经汇入，总督一身之阳气。急性腰扭伤时气血壅滞于后背正中的督脉与膀胱经之间，故取水沟穴可振奋阳气，使气机得畅而止痛。同时水沟穴也符合全息原理。此外，急性腰扭伤后3～4小时，有人在龈交穴附近上唇系带上就会发现突出的血肿或硬结，名曰龈交异点，若可用毫针挑刺放血，疗效亦佳。此点与水沟穴部位相近，机制相似。这是高树中教授的经验。

另外，插一句，痔疮患者在龈交穴附近上唇系带上常有小米粒样凸起，也可以治疗痔疮。

3. 针刺委中穴或放血　让患者直立或俯卧，两腿后绷，用手拍打患者委中穴，使血管怒张，用三棱针点刺出血，至血自止。针后半小时不要喝水，单纯针刺也可，治疗急性腰扭伤临床多见报道。用此穴治疗时操作相对烦琐一点，因其疗效佳，故有的医生就喜欢用这个穴位。

本穴放血还可排毒，治疗恶疮、顽癣及湿疹等疾病，也是我常用于止痒解毒的一个主要穴位。

4. 后溪　如果腰扭伤既在督脉（脊柱）又在脊柱两旁的膀胱经，后溪穴（图25-1）更为适合，一般针单侧（患侧）即可。两侧均有扭伤，则针双侧。这是我治疗颈椎病、腰椎病的必选穴，在临床上也治疗离脊柱较近部位的腰扭伤。

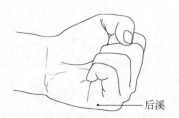

图25-1　后溪穴位图

5. 太冲穴处压痛点　治疗急性腰扭伤可先在行间和太冲穴之间寻找压痛点，然后指压该痛点2～3分钟。同时令患者活动腰部。此穴主要治疗距离腰椎正中较远部位的腰肌扭伤。高树中常用此穴治疗其他穴位疗效不好的腰扭伤。

6. 硼砂点眼　名医龚士澄在《跛鳖斋医草》中提到：急性腰扭伤疼痛不能俯仰转动者，取硼砂研极细粉，以圆头玻璃棒，挑少许，点两目内眦，约1分钟后，目珠因受药刺激而滚出热泪，白睛彤红，即有效验。此时令患者俯仰转动，痛必大减或竟不痛矣。轻症日点1次，重者2次，三五日痊愈。并不伤眼。此法较委中放血治腰伤尤妥。

此法在古代医籍多处均有记载，如《外科证治全生集》《急救广生集》有"闪颈促腰方：硼砂研粉，以骨簪蘸津粘粉，点两目，泪出稍松，连点三次，立时全愈"。

那么反复腰扭伤该怎么办？

开始我以为掌握了这几个穴位就可以解决大多数腰扭伤了，事实证明我是错误的，临床上有两例患者用手三里当场治好了，第二日、第三日再次因为腰扭伤来就诊。这就难以取巧了。这时候我才沉下心来诊脉辨证，用汤药养血舒筋才治好。还有这样一个案例，我们医院有位规培生陆勤医师，献血后当日晚上出现右膝盖疼痛，当时我按X形平衡法取左肘部对称点针刺，当场疼痛消失，但过了一会儿开始出现左侧膝盖疼痛。说明气血亏虚了，即使这边调理好了，别的地方也是气血不足的，针灸只是发挥了导引作用而已。一次我太太腰扭伤比较厉害，我扎针仅能稍微缓解，静养了好几日，咨询同道考虑是筋膜拉伤可能。后来她又劳累后反复发作了几次，现在想来也是要好好调养气血才能避免反复了。

师父曾介绍用三七粉口服，每日2～3g，连服三五日治疗扭伤，开始我不以为意，现在想来，对于气血亏虚的病患不妨静下心来吃几日，或加入汤药中慢慢调理，气血补足了，就不会捉襟见肘，出现这种扭伤的反复了。

医籍选粹

硼砂：治疗急性腰扭伤。将硼砂煅制后研成极细末，或配制成3%的眼药水点眼。用时令患者仰卧，取药粉少许或眼药水数滴，点于两目内外眦，药粉每日点1次，眼药水需每日点2次。点后嘱患者闭眼，静卧3～5分钟，然后让患者站立，双手撑腰，两脚分开站立，作腰部前后、左右适度活动。对不能站立的重患者，可让卧床，由医者帮助作两下肢伸屈活动，20分钟左右即可。

——《中药大辞典》

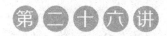

第二十六讲

岔气用支沟穴特效

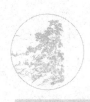

核心提示：支沟穴治疗岔气神效。

延伸阅读：取嚏法。

岔气又称急性胸肋痛，生活中时有发生，特别是在剧烈运动时常见，多休息后可自行缓解。小时候我们跑步比赛时容易出现岔气，多数情况下不久就可以自行缓解，一般不会造成什么危险，但会伴随着呼吸产生钻心的疼痛，有时会误以为气胸、心绞痛等。医学检查无器质性病变，故治疗无从下手。

治疗岔气，可以针刺支沟穴，平补平泻，或扎针得气留针即可，一般一针一次即愈。

支沟穴（图26-1）位于前臂背侧腕背横纹上3寸，内关穴反面是外关穴，支沟在外关穴再上1寸。

我曾试着治疗几个患者，都有很好的疗效。我还试过用小茴香的偏方，但效果不是很理想。所以，若是检查排除了心、肺等其他问题，考虑岔气，直接找针灸师扎一针大多就没啥问题了。

还有用皂角末搐鼻取喷嚏，配合弯腰活动上身，也有效。《梁秀清临床经验选》记载有一个治闪腰岔气方：用麻黄10 g、荆芥12 g、木香10 g、五灵脂12 g，共为细末，每次服用6 g，葱白、藕煎汤水送服，每日3次。若是畏惧针灸，可以试用此方。

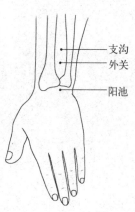

支沟
外关
阳池

图26-1 支沟穴位图

医籍选粹

　　咳，面赤热，支沟主之。马刀肿瘘，目痛，肩不举，心痛支满，逆气，汗出，口噤不可开，支沟主之。热病汗不出，互引颈嗌外肿，肩臂酸重，胁腋急痛，四肢不举，痂疥，项不可顾，支沟主之。男子脊急，目赤，支沟主之。暴喑不能言，支沟主之。

——《针灸甲乙经》

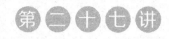

X形平衡法治疗各类局部疼痛

核心提示：局部扭伤、关节疼痛、痛风均可用X形平衡法，X形对称的取穴方法也可以扩展穴位的应用范围。

延伸阅读：可以加手三里提高疗效。

颈肩腰腿痛等局部疼痛在临床极为常见，四肢关节，特别是踝、腕扭伤，以及肩周炎，乃至腰椎间盘突出症等顽疾，常规的针灸、推拿治疗虽有疗效肯定，但往往取效较慢。运用周尔晋的"X形平衡法"（图27-1）则有取效快、痛苦小的优点，若用针灸，多有"针入痛除"的效果。

该疗法源自中医针灸缪刺法或巨刺法，以左治右，以上治下，当身体某个部位出现了低沉点，即病变点，在相对应的另一端必然出现高升点，即反应点。其辨证诊治要诀是"上部有病下部平，下部有病上部平，左部有病右部平，右部有病左部平，四边有病中间平，中间有病四边平，找到低沉高升点，平衡神力诸疾平"。在疼痛部位的身体对称反应点，如左手拇指和右脚大踇趾对称，左肘部与右膝盖对称，以此类推。找到对称点后在周围按压寻找压痛点，即是疾病反应点，针灸或按揉后疼痛可快速缓解，并恢复正常活动。类似针灸界的关节对应取穴法、交叉取穴法，与近来刘力红提倡的"黄帝内针"有很多相通的地方。

1. 牵拉伤后遗症　我父亲多年前因乡下拔蒜薹时右胳膊劳作过度，肘关节不能伸直，后自己强行运用按压、拉伸后肘部可伸直，后反而遗留肘关节屈伸不利，弯肘时则肘部内侧疼痛难忍。根据X形平衡法试针其左腿腘窝处委中穴附近压痛点，得气后留针，约半分钟后嘱其慢慢活动患处手臂，弯肘无任何疼痛，一针而愈。后随访至今一直活动正常，无疼痛等后遗症。

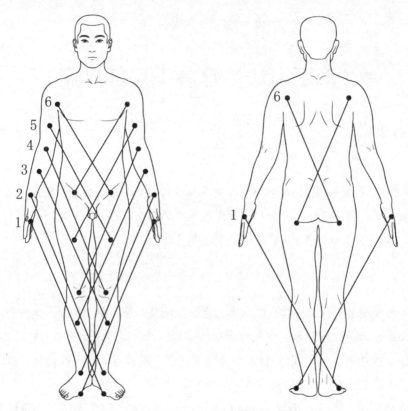

图27-1　人体X形平衡法示意图

目前我们对四肢肌肉或筋部拉伤的患者多采用本法治疗，找压痛最明显的反应点针刺，有时不方便取穴时用对侧对称相应压痛点，如左侧拇指与右侧拇指，必要时还可加"扭伤穴"手三里穴增强疗效。

2. 车祸、跌打损伤后遗症　我父亲在数十年前因车辆挤压左手，导致左手拇指不能用力，伸展背曲则关节疼痛不适，后亦尝试用本法治疗。开始根据拇指伸展最痛点选取的右侧足部踇趾对称反应点针刺，得气后留针15分钟左右，一般针灸后痛点可疼痛缓解；隔日多在踇趾附近部位出现新的痛点（原来也有疼痛，被最痛点遮盖），再重新根据新的痛点选择反应点针刺。如此反复针刺1周，疼痛部位渐渐缩小，踇趾的活动幅度逐渐增加，力量也渐渐增大，后已基本活动自如。可见本法疗效神奇，多年痼疾，依法取效。

3. 腱鞘炎　还有两例确诊手腕腱鞘炎的同事，活动时手腕疼痛明显，也是在对侧手扎针（取脚不方便），都是一针治愈。还有一位同事车祸导致左拇指内侧活动疼痛，外院诊断为腱鞘炎可能，无法治疗，因取足部针灸不利，我们就取右手对称压痛最明显处扎针（天平对称取穴），也是一针痛除而愈。这是借鉴了《黄帝内经》"巨刺""缪刺"的对称法，左病右治，右病左治，日本人称为"天平疗法"。所以这个疗法非常神奇，也是我的针灸秘诀之一。要点是找到最敏感的对称点，并配合运动疗法活动患处。

4. 足跟痛　足跟疼痛多因年老或产后体虚，或因扭挫损伤而致，骨刺所致者只占一部分。本病一般以肾虚所致多见，可取补肾法。因为足跟痛影响行走，所以我们也谈谈本病的救急治法。

根据X形平衡法，足跟疼痛应取手掌根处大陵穴附近的压痛点。大陵在腕横纹正中凹陷处，当掌长肌腱和桡侧腕屈肌腱之间。取穴的部位则根据足跟疼痛的部位而变化。如有人疼痛在足后跟可取大陵穴；有人则在靠前方，取穴则在对侧大陵穴或靠近劳宫穴附近的压痛点。一般刺约0.8寸，捻转得气后留针，并嘱患者行走活动。每日或隔日针灸1次，轻者1～2次愈，重者3～4次治愈。我们治疗过骨刺导致的足跟痛，也有没有骨刺的足跟痛，都可以针刺大陵穴附近取效。

此外，川芎粉外敷可以治疗骨刺引起的足跟痛。将川芎45 g研成细面，分装在用薄布缝成的布袋里，每袋装药面15 g左右。将药袋放在鞋里，直接与痛处接触，每次用药1袋，每日换药1次，3个药袋交替使用，换下的药袋晒干后仍可再用。一般用药7日后疼痛减轻，20日后疼痛消失。虽然取效偏慢，也是治疗骨刺比较好的一个方法。

5. 痛风急性发作　除了放血拔罐，我们在临床上曾多次用"X形平衡疗法"针刺相关高升点缓解痛风急性疼痛，数分钟后均可疼痛缓解。因疼痛而不能行走的患者，1次治疗后即可基本正常行走。一般根据疼痛部位选择不同反应点，如跖趾关节红肿热痛，选择对侧手鱼际穴外侧相应压痛反应点；外踝下方申脉穴处红肿热痛，可在对侧腕关节的养老穴处找压痛点，以此类推。

很多患者因痛风发作，轮椅推进来，扎针后可以初步恢复活动，而且部分人可以见到针刺后红肿消退，皮温降低。轻的患者一次即可疼痛消除。

此外，应注意，如果患者出现红肿疼痛部位转移，应随时根据疼痛部位选择增加相应反应点针刺。

6. 尾骶部骨折　很多女性穿高跟鞋，走路摔倒，或其他原因跌倒或撞击，结果尾椎骨被撞到。尾椎骨骨折有时需石膏裤固定或手术，多需静养，服用伤药。

根据"中间有病四边平"的原则，可取承山穴附近压痛点。倪海厦介绍：尾椎骨刚受伤时，在承山穴会有青筋出现，左腿、右腿都有可能，或两腿都有，这是针对尾椎骨受伤。这时候你拿放血针在承山穴放血，尾椎骨疼痛即可减轻。同时可结合跌打损伤的手三里、口服三七粉等其他治疗方法提高疗效。我曾实验过一例尾椎骨疼痛的病患，针刺承山穴的对称穴，手臂内侧的"间使穴"附近，不必放血，也取得了很好的疗效。

7. 各种局部疼痛、无名疼痛　北京大学中医学社于会春提到："有一日9岁的儿子说他左脚后跟疼，当时没在意。第二日放学后又说起这事，好像又严重了，脚一用力就疼，这下引起了我的注意。检查了一下，没发现有外伤。儿子自己也说没有磕过，身体也没有其他不舒服的地方。这是不明原因啊，可能是扭伤。该怎么治呢？这时大脑灵光一现，想起了X形平衡法……儿子左脚后跟疼是低沉点，应该在右手腕外侧找高升点。果然，一按他的右手腕阳谷穴部位，他就喊疼，其他地方按就不疼。又按了按他的左手腕同样的位置也不疼，这是典型的X形平衡法的适应证。本来可以指压或棒压右手腕阳谷穴部位这个高升点，但考虑到孩子怕疼，还有需要很长时间，难以坚持，最后还是选用针刺方法。留针期间让他自己活动左脚。针毕自述患处已不疼。看到儿子又在开心地玩耍，心里甭提多高兴了。运用X形平衡法，1次即愈！其法之简，其效之快，非亲历者不敢信也！"

还有很多不明原因的局部疼痛，有时可能是扭挫伤但自己没注意，可以取手三里，部分疼痛即可缓解。若是不能缓解，就在身体对称部位或根据X形平衡法选取高升点针刺，大多会很快缓解。各位自己尝试后就会体会到其中的神妙。

值得注意的是，若是用手按揉对称点也有效果，但按揉时间长，疼痛较明显，且容易导致局部红肿，不如针灸来得简单。故而我们按揉治疗仅仅限于畏针的患者。本法在运动员、军队普及，可解燃眉之急。此外，用这个方法治疗，还可以加手三里提高疗效，如果效果不佳，可请针灸师治疗。若与手穴、脚穴和耳穴结合后灵活变通，更会妙用无穷。

此外，在踝关节、膝关节、腰椎间盘突出症等疾病中运用本法也有神奇的效果，后面会详细介绍。

医籍选粹

上部有病下部平，下部有病上部平，左部有病右部平，右部有病左部平，四边有病中间平，中间有病四边平，找到低沉高升点，平衡神力诸疾平。

——《人体X形平衡法》

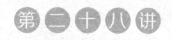

第二十八讲

落枕用耳穴效果快

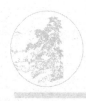

核心提示：耳穴，擀面杖疗法。

延伸阅读：颈椎病按照落枕治疗有缓解作用。

落枕多由于睡眠时头颈姿势不当、枕头高低不适、颈部外伤、颈肩部感受风寒等原因导致，多表现为突发的颈肩部肌肉组织痉挛疼痛、活动受限。一般早上起来发现脖子动不了，可能就是落枕。

根据我的经验，最简单快速的方法是耳穴，推拿、针灸都也有很好的效果。

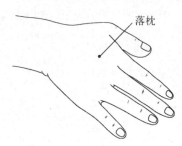

落枕

图28-1 落枕穴位图

1. 落枕穴 针灸治疗多取落枕穴（图28-1），位于手背第2、第3掌骨间，指掌关节后5分处，该点与食、中指掌指关节成等边三角形。以拇指或食指点按，待有酸胀感觉时再持续2～3分钟即可。但不如耳穴简便，我用得不多。

2. 擀面杖按摩法 顺着肌肉经筋的走向依次按摩，手法理筋，也可较快使颈肌松弛而止痛，如果有推拿医师在身边比较受益，但大多数人没有这个福利，只能自己去医院就诊。小时候落枕，妈妈的土办法是用擀面杖顺着肌肉走向擀一擀，过一会儿颈部疼痛就能部分缓解，更方便操作。

3. 耳穴 耳穴（图28-2）治落枕最为简便。耳穴是中医的治疗手段之一，简单易记。根据张颖清教授的全息胚学说，耳朵是一个倒立的胎儿，故全身各处在耳朵上都有对应。以食指、拇指端旋转按压健侧耳垂上方外侧找准压痛点（大概在轮4、枕、锁骨一片），同时让患者转动颈部，按压1～2分钟，疼痛即可缓解。注意：是按压疼痛的对侧耳朵！若仍有不适可能按压部位稍偏，再寻找最痛点继续按压1～2分钟。我曾用此法治疗落枕多例，疼痛均迅速缓解。曾有一位小朋友落枕后在康复科经热敷、电针等治疗无效，简单按压对侧耳垂上方外侧痛点，并让患者轻轻转动颈部，2分钟左右即见缓解，活动自如。

此外，运用韭叶散外敷，或口服三七粉等也有一定疗效。

以上方法十之七八均有效，若是以上方法均不见效，多是颈椎损伤，需完善颈椎CT等检查以明确病情。

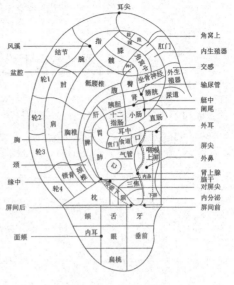

图28-2 耳穴图

医籍选粹

外劳宫穴（落枕穴）主治消化不良、腹泻便溏、小儿急慢惊风、落枕、指不能伸、指掌麻痹等。

——《中国针灸学词典》

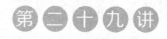

第二十九讲

后溪穴治疗颈椎病有奇效

核心提示：后溪穴、耳穴对颈椎病有奇效，平时注意多活动颈部。

延伸阅读：后溪穴通督脉，治疗整个脊柱的病变；加上手三里效果更好。除根应加以中药。

随着手机的普及，颈椎病成了当下流行病。颈椎病又称颈椎综合征，是指颈部骨骼、软骨、韧带的退行性变或劳损而累及邻近的脊髓、神经根、血管及软组织，并由此引起的一系列症状和体征。临床症状较为复杂。主要有颈背疼痛、上肢无力、手指发麻、下肢乏力、行走困难、头晕、恶心、呕吐，甚至视物模糊、心动过速及吞咽困难等。病变在骨则正骨为主，针灸取大杼穴；病在经筋推拿理筋、针灸有良效。

若是不能分辨落枕和颈椎病，一般我们可先试试最简单的耳穴，耳穴对落枕效果很好，对颈椎病也有一点缓解作用。针灸上我们一般选用后溪穴（图25-1）、第2掌骨颈肩穴、手三里等，常可立竿见影。

1. 后溪穴　后溪穴在第5掌指关节尺侧后方，第5掌骨小头后缘，赤白肉际处取穴。握拳时穴在掌指关节后的横纹头处。

对于颈项强痛，牵及肩胛及上肢疼痛麻木者，应取手太阳经穴治疗。后溪为手太阳小肠经的输穴，而且后溪通督脉，按照全息理论，后溪也对应颈椎，所以针后溪尤为适宜。临床验证，对颈后不适，特别是大椎及以下部位板滞僵硬成块的颈椎病疗效更好。一般来说，对于颈椎后面不舒服的患者，一针后溪下去，颈部疼痛不适多可立见缓解。按揉、按压也有效果。有一次我表姐颈后大椎穴附近感觉很僵硬，摸着一个硬疙瘩一样。当时没有带针，就用指压太溪的方法，同时让她活动颈部，大概三五分钟后她感觉那块疙瘩神奇地消失了，脖子明显松软了下来。当然用按摩棒按压效果也不错。

此外，对车祸或外伤引起的颈椎损伤，疼痛或活动不利者，我们也用后溪穴加手三里治疗。

2. 第2掌骨颈肩穴 根据张颖清发明的第2掌骨诊疗法，在第2掌骨侧存在着一个新的有序穴位群（图29-1）：第2掌骨节肢的近心端是足穴，远心端是头穴。头穴与足穴连线的中点为胃穴。头穴与胃穴连线的中点为心肺穴，心肺穴与头穴分为三等分，从头穴端算起的中间两个分点依次是颈肩穴、上肢穴。心肺穴与脾胃穴连线的中点为肝脏穴。脾胃穴与足穴的连线分为六等分，从脾

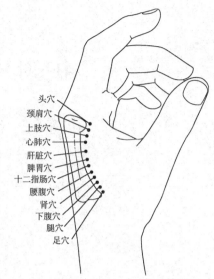

图29-1 第二掌骨穴位群穴位图

胃穴端算起的五个分点依次是十二指肠穴、腰腹穴、肾穴、下腹穴、腿穴等。这第2掌骨侧很像一个人体的缩影，与耳穴、足穴等有异曲同工之妙。

治疗颈椎病可在双侧第2掌骨侧的颈肩穴各扎一针，进针深度约0.5寸，得气后留针约半小时。留针时活动颈部，隔数分钟捻针保持针感。本穴与三间穴接近，三间穴也是治颈椎病的有效穴。

当然，在上述治疗基础上加上手三里舒缓肌肉痉挛，或颈部两侧僵硬的加上治疗筋病的阳陵泉穴，效果就更好了，其实颈椎病也算一种肌肉筋骨的过劳导致的"跌打损伤"吧。

针灸可较快缓解颈部不适，但最好能加上中药调理，疗效方能持久。我一般用吴门验方葛根汤加当归、白术、补骨脂、骨碎补、鹿角、鸡血藤、熟地、附子等，或者用黄芪建中汤加减，这都是吴雄志医生的经验，疗效颇佳。

医籍选粹

后溪专治督脉病，癫狂此病治还轻。

——《针灸大成·兰江赋》

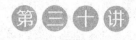

第三十讲

网球肘X形选肘灵穴

核心提示：阳陵泉与肘灵穴、手臂对称点（天平疗法）。

延伸阅读：手法治疗也有很好的效果。

网球肘不是只有打网球的人才有，只是网球运动员比较常见，还可见于砖瓦工、木工等工种，以肱骨外上髁处疼痛、压痛为主要表现。通常有肘关节外侧疼痛，有时可牵涉前臂，握拳、屈腕、拧毛巾、扫地等动作可使疼痛加重，持物可有时失落。

一般治疗此病时骨科或康复科医生有人有特殊的手法治疗，但相对复杂，一般难以掌握记牢。针灸的穴位选择很多，我只介绍最简单有效的。

1. 阳陵泉与肘灵穴 阳陵泉（图30-1）穴位于膝盖斜下方，小腿外侧之腓骨小头稍前凹陷中。"筋会阳陵泉"，和筋有关的病痛都可以用阳陵泉治疗，按压针刺均可。

网球肘在治疗时可按照X形平衡疗法取穴，在对侧阳陵泉处寻找最明显的压痛点进行针刺，这个穴位一般在阳陵泉上方腓骨小头处，高树中教授称之"肘灵穴"，并称一般1～2次即可见效，5～8次可痊愈。据说若是针后再在阿是穴扎一针，然后两穴通电，起针后再在肘部疼痛局部刺络拔罐，效果会更好。

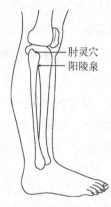

肘灵穴
阳陵泉

图30-1 阳陵泉穴位图

我院一位护士网球肘发作疼痛，我试着按压其对侧肘灵穴，并嘱活动肘部，约2分钟疼痛即消失，可称神效。后治疗数例网球肘患者，或针灸，或按压，均数分钟内一次治疗完全缓解，也没有用电针，所以普通人也可以操作，效果很好。有网球肘的朋友不妨一试。

2. 手臂对称点　还有一个方法，就是取网球肘对侧手臂，在疼痛的对称点部位按压或针刺，疼痛也能快速缓解，这也属于对应取穴法（"天平疗法"），左病右取，右病左取，我发现与肘灵穴疗效一样好，而且取穴更方便，非常有意思。

医籍选粹

曰：《经》言八会者，何也？

然：腑会太仓，脏会季胁，筋会阳陵泉，髓会绝骨，血会膈俞，骨会大杼，脉会太渊，气会三焦外，一筋直两乳内也。热病在内者，取其会之气穴也。

——《难经·四十五难》

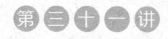

第三十一讲

膝关节炎或扭伤都用X形平衡法

核心提示：X形平衡法原则，选择尺泽穴、曲池穴等，手三里多为必选项。

延伸阅读：手法治疗也有很好的效果。

随着年龄增大，膝关节问题就会越来越困扰大家，过度活动、跑步、爬山都可加重膝关节磨损，引起很多人走路痛、下坡或上坡痛、下肢乏力或麻木等很多症状。另外，膝关节扭伤或遇到碰撞外伤等，也会遗留膝盖的疼痛，往往长时间治疗，还效果不理想。

膝骨关节炎是关节软骨退行性改变致软骨流失、破坏，伴关节周围骨质增生反应的疾病，主要症状是膝关节酸痛，活动不灵活。X线摄片检查多显示"骨间隙变狭窄，有骨赘形成（或骨质增生）"等病变。多见于需经常站立、行走者，且多为女性，与雌激素下降、长期慢性关节劳损、膝关节负荷加重等因素有关。

在云南省南涧山区下乡时，我遇到的这种膝关节问题非常普遍。有许多患者是多年的膝关节病，甚至需要拐杖行走。所幸我运用周尔晋的X形平衡法顺利解决了这种病痛，除了有大量关节积液的患者需抽液治疗，其余针刺一两次，多者1周左右，大部分可解除病痛。

膝骨关节炎疼痛部位比较明确和局限者，可采用X形平衡法，在对侧肘关节附近寻找对应的压痛点针刺。可参考针灸穴位图谱及X形平衡法篇图谱。

1. 膝关节内侧疼痛、损伤取曲池、尺泽穴附近压痛点　膝关节内侧的扭伤或常年损伤、疼痛，取对侧曲池穴、尺泽穴（图8-1）附近压痛最明显处针刺，有很好的治疗效果。疼痛部位靠近腘窝取肘窝附近的尺泽穴；靠近髌骨侧则取曲池穴，部位靠上则取肘髎穴，部位靠下则取手三里穴。

膝关节内侧疼痛者，按照X形平衡法取的就是曲池穴、尺泽穴附近。针灸大家耿恩广曾介绍用尺泽穴治疗膝关节病，直刺，有适当针感时边捻针边让患者活动膝关节。曾祥龙则遇到有膝关节扭伤之患者，均取同侧曲池穴进行针刺治疗，轻者1日即愈，重者3～5日而瘥。其实尺泽穴和曲池穴相邻，都在肘关节，根据X形平衡法对应着对侧膝关节。只要找到对称压痛最明显的部位，针刺都能取得理想的效果。按照我的经验，无论曲池还是尺泽穴，找准压痛点，对侧取穴更为快捷有效。取站立位，用随咳踩脚进针法进针，多能即刻减轻。临床验证多效。

我曾治疗一位膝关节炎患者，扎尺泽穴附近，数分钟后疼痛大减，可自行下蹲及站起，再留针数分钟后起针，已基本可活动自如。共针3次疼痛全消，后未再来就诊。还有人一次治疗后就弃杖而走，惊喜不已。我还曾指导一位实习生扎尺泽穴附近治疗一位膝关节扭伤的患者，卧床3个月，后经针刺1次即可短距离行走，疗效神奇。

2. 膝关节外侧疼痛取少海附近压痛点 若是膝关节外侧如阳陵泉上方或前上方处的扭伤，则非尺泽穴所宜，应该在曲肘时肘尖处寻找压痛点。

若是膝关节外侧靠近腘窝部位，则需在肘窝尺侧的少海穴附近选择，压痛点的部位往往随着病变的部位不同而变化，需要多按压"揣穴"找出最痛点下针或按压，这个点找的越准确，效果越好。

3. 腘窝内疼痛取曲泽穴附近压痛点 若是靠近腘窝委中穴附近部位疼痛，则需在肘窝中的曲泽穴附近找对称压痛点针刺。

4. 膝关节上方疼痛取小海穴附近压痛点 小海穴在屈肘时当尺骨鹰嘴与肱骨内上髁之间凹陷处，如是膝关节髌骨上方疼痛，取小海穴附近有效。

5. 疼痛部位不固定，在肘部寻找取穴附近压痛点 部分患者疼痛部位不固定，则在肘窝找压痛点最明显的穴位下针，并可加用阳明经手三里穴。一般都能取得理想的效果。

对于膝关节疼痛，手三里一般是我的必选项，因为手三里是阳明经的穴位，有强壮补益效果，也有消炎镇痛的作用，对于肌肉的疼痛、扭伤有很好的疏解作用。若是在膝盖后面疼痛，还可以加后溪穴，都有很好的疗效。若是小腿胀痛、抽筋，或感觉绷不直，可以取承山穴，或者取与间使穴附近压痛点，只要记得承山穴的定位，在对侧手臂寻找对应压痛点针刺或按压，就会有很好的效果。

医籍选粹

　　大杼为八会穴之骨会，故可治疗骨病。大杼在第1胸椎下，离中线旁开1.5寸。膝关节炎患者在大杼穴大都有条索状物或压痛，先按压再针刺，或用三棱针刺络拔罐，同时令患者活动膝关节，大多数患者都能即刻减轻。针刺时需注意，本穴不可针刺太深，以免伤及肺脏，造成气胸，一般是向下斜刺0.5寸左右。

——《一针疗法》

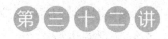

第三十二讲

肩周炎选"鱼肩穴"多良效

核心提示：鱼肩穴多能取效，不能完全缓解可酌情加阳陵泉、后溪、手三里、条口穴提高疗效。

延伸阅读：注意保暖，泡热水澡等温熨外治法也有缓解效果。

肩周炎又称"五十肩"，多在50岁左右发病，又称"漏肩风"，以肩部疼痛和活动障碍为主要临床表现。很多人苦练爬墙功，或者拉吊环能治愈或缓解，我父亲曾泡热水澡以缓解本病疼痛，可见本病用温熨外治法也有好的效果。

针灸多有良好效果，部分轻者能一针而愈，较重者必要时可加用中药或用小针刀治疗。

1. 鱼肩穴 对于肩周炎，高树中往往取鱼际穴附近的鱼肩穴（图32-1）。若疼痛部位在肩前侧为甚者，病在手太阴肺经循行在线，针鱼肩穴（穴在鱼际穴下约0.5寸，第1掌骨侧赤白肉际，按全息理论对应于肩部穴处，可找到一针柄大小的条索状物，压痛十分明显）。此穴为高树中经验穴，疗效肯定。

我曾按揉本穴治疗岳母的肩周炎疼痛，疼痛缓解，但需多次按揉方愈。后来父亲肩周炎复发，用此穴一针而愈。现在我一般对各类肩周炎均取此穴，在鱼际

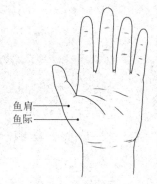

图32-1 鱼肩穴位图

穴附近找到明显压痛点后下针，往拇指方向沿肺经直刺，待酸痛作胀明显后即可让患者活动肩部，大都能一针见效，一两次治愈。若是手臂往后弯转受限，且鱼肩穴不能完全缓解时，则加用后溪穴和手三里，多能疗效满意。针后也可配合局部阿是穴针刺拔罐，其效更佳。

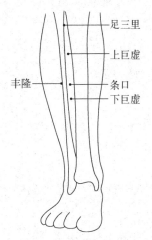

足三里

上巨虚

丰隆

条口

下巨虚

图32-2 条口穴位图

其他原因导致的肩膀疼痛，如肩膀牵拉伤也可以用本穴治疗，效果也不差。

2. 条口穴 条口穴（图32-2）又名"肩凝穴"，位于小腿前外侧，外膝眼（犊鼻）下8寸，胫骨前缘外一横指（中指）处。当小腿前外侧中点，胫骨前肌中，外与丰隆相平。

肩周炎的患者往往在条口穴处有明显的压痛，针刺有较好的治疗作用。或用条口透承山穴，简称条山穴，疗效也不错。肩周炎阳气虚衰症状明显时，常用条口穴。

3. 阳陵泉穴 以活动障碍为主者其病在筋，可独取筋会阳陵泉穴，多取对侧，压痛点多在阳陵泉（图30-1）下0.5寸左右稍后处。可以先按压穴位，症状减轻了再针刺，这是"揣穴"的方法。取效的关键是随咳进针和活动肩部，取穴准确和进针手法也很重要。以上方法用之得当，皆能针入痛缓或肩部活动立刻改善。一般针3～10次即可。

X形平衡法也有效果，可以在臀部上方对称处找压痛点按压，能缓解肩部疼痛。

中药治疗也有很好效果，一般可购买成药指迷茯苓丸治疗，吴雄志认为本病属于阳明外证，我们在临床上参用本方的确能很好缓解疼痛，改善活动障碍。

医籍选粹

治痰茯苓丸（指迷茯苓丸）：本治臂痛，具《指迷方》中云，有人臂痛不能举手，或左右时复转移，由伏痰在内，中脘停滞，脾气不流行，上与气搏，四肢属脾，滞而气不下，故上行攻臂，其脉沉细，后人谓此臂痛乃痰症也，用以治痰无不效者。茯苓（一两）、枳壳（麸炒去瓤，半两）、半夏（二两）、风化朴硝（一分），上四味为细末，生姜自然汁煮糊为丸，如梧桐子大，每服三十九，生姜汤下。累有人为痰所苦，夜间二臂常若有人抽牵，两手战灼，至于茶盏亦不能举，只以此药治之，皆随服随愈。世间所谓痰药者多矣，至于立见神效，未有如此药之妙也。

——《是斋百一选方》

踝关节扭伤用养老或阳池穴

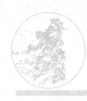

核心提示：X形平衡法，养老穴，阳池穴。

延伸阅读：手法治疗也有很好的效果。

踝关节扭伤最为多发，当在高低不平的路面或山路行走，或下楼、下坡，或跑步、跳跃，由高处落地，突然足底向内或向外翻转，即可造成踝关节扭伤。若是红肿得厉害，疼痛非常明显，必要时可行X线摄片排除骨折。

一般来说，踝关节扭伤后早期处理很重要，宜卧床休息，下地时拄拐防止踝关节负重，不能过早活动。损伤后宜冷敷，切忌热敷。

若排除骨折，中医可以用"扭伤穴"手三里助攻，X形平衡疗法选穴。在对称点周围按压寻找压痛点，即是疾病反应点，往往针后疼痛即可立即减轻或消失，远胜于其他疗法。所以扭伤也可以去针灸治疗，若无针时长时间按揉，也有缓解效果。

1. 阳溪穴及太渊穴处压痛点 若是内踝的损伤，应该在太渊穴和阳溪穴（图33-1）处找压痛点。内踝下方的扭伤以足外踝申脉穴处的扭伤最常见。该处的踝关节扭伤，都可在对侧腕关节的阳溪穴处找到一个显著压痛点，找准此点，按揉或针刺，都有很好的效果。

阳溪穴位于人体的腕背横纹桡侧，手拇指向上翘时，当拇短伸肌腱与拇长伸肌腱之间的凹陷中。若是扭伤部位在内踝后方，则取手腕部阳溪穴内侧，常规我们诊脉的太渊穴附近压痛点。

2. 养老穴处压痛点 外踝的扭伤以足外踝下方申脉穴

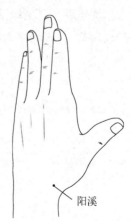

阳溪

图33-1 阳溪穴位图

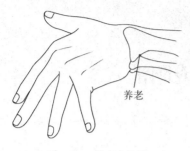

图33-2　养老穴位图

处的扭伤常见。该处的踝关节扭伤，都可在对侧腕关节的养老穴（图33-2）处找到一个显著压痛点，找准此点，按揉或针刺，皆有捷效。高树中曾屡用此穴取效。

养老穴为手少阳小肠经的郄穴，有救急之功，在前臂背侧尺面，当尺骨小头桡侧凹陷中。取穴时应曲肘，掌心向胸，在尺骨小头桡侧缘，于尺骨小头最高点处的骨缝中取穴；也可以先掌心向下，一手示指按在尺骨小头的最高点上，然后掌心向胸，示指下会出现一个骨缝，便是养老穴所在。针刺时应先按揉数秒，看疼痛有无减轻，若有减轻，则令患者跺脚并随咳进针，然后让患者活动患处，一般疼痛可立即缓解。

3. 阳池穴处压痛点　若踝关节的扭伤在外踝的前下方，相当于胆经的丘墟穴处时，或外踝的损伤针刺养老穴后，外踝下方的疼痛缓解，但外踝前下方仍然疼痛者，就应当在对侧腕关节手少阳三焦经的阳池穴（图33-3）处找压痛点针刺。阳池穴是手少阳三焦经的原穴，在腕背横纹中，当指伸肌腱的尺侧缘凹陷中。针刺方法同养老穴。若按揉后疼痛无变化，应再仔细揣寻显著的压痛点。

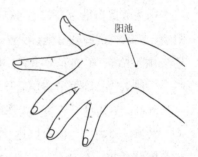

图33-3　阳池穴位图

重点在找对压痛点，就会事半功倍，很快可以解除痛苦了。若是治疗后还是活动疼痛，一般要排除骨折问题。

医籍选粹

　　张仲文传灸治仙法，（养老穴）疗腰重痛，不可转侧，起坐艰难，及筋挛，脚痹不可屈伸。

——《类经图翼》

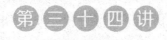

腰椎间盘突出症和坐骨神经痛

核心提示：X形平衡法，灸命门或委中穴。

延伸阅读：手法正骨治疗也有很好的效果，也可灸命门穴，或灸委中穴。

腰痛是很多人头痛的问题，特别是腰椎间盘突出症及其引发的坐骨神经痛，严重影响了生活质量。现代医学认为，腰椎间盘突出症是腰椎间盘各部分（髓核、纤维环及软骨板）在不同程度退行病变后，在外界因素作用下，致使纤维环破裂，髓核从破裂处突出而致相邻脊神经根受刺激或压迫，从而使腰腿产生一系列疼痛、麻木、酸胀等症状。

坐骨神经痛的治疗（图34-1）也是一个临床难题。笔者以往多采用周尔晋的X形平衡法。如系左腿坐骨神经痛，则在右肩后下侧取敏感点指压；如系右腿坐骨神经痛，则在左肩后下侧取敏感点指压。每穴指压7～8分钟，以感觉强烈为佳，这是按高低医疗学原理而采用的特殊手法，作用特强，收效很快。这对大家来说也是一个安全有效而且简单的治疗方案。但是临床往往取穴不方便，且按压较为耗时间。

骨正筋柔，气血以流。许多腰椎间盘突出症都是韧带松弛所致的，以经筋病变为主，从而导致骨骼变化，推拿、拉筋、X形平衡法都有效。若

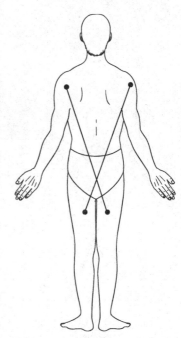

图34-1　坐骨神经痛治疗示意图

是骨骼变形严重,应正骨治疗。我们治疗腰椎间盘突出及其引发的坐骨神经痛,取穴少而精,疗效很棒。

1. 全息学与X形平衡法的完美结合——鱼肩穴 我们根据X形平衡法的原理,考虑到能否用治疗肩部的穴位治疗坐骨神经痛呢?于是我们想到了治疗肩周炎的特效穴"鱼肩穴"。实践结果令人鼓舞,很多患者可一针见效,针后坐骨神经痛即可见轻松。我们又查看了手掌的全息图,发现大鱼际正是脊柱的反应区。因此鱼际穴如果能够灵活应用,可以治疗颈椎、腰椎、肩周及髋关节部位多种疾患的另一个诊疗区。根据全息学的思想,第2掌骨诊疗法可以治疗全身疾病,第1掌骨、第5掌骨也有同样的治疗潜力。

因此,我们把第1掌骨区可称为"鱼际区",成为针对脊柱及其联络的骨骼相关关节疾病,特别是肩关节、髋关节治疗的重要选穴区。

2. 全息学与后溪穴的结合 后溪穴通督脉,治疗脊柱的相关疾病,位于第5掌骨区,同样是人体的全息反应区。腰椎的反应点一般在后溪穴近心端,我们根据病变部位采取灵活的取穴方法,即从第5掌骨压痛点向后溪穴斜刺,达到双重刺激效果:即同时采取了全息疗法和后溪穴位疗法。

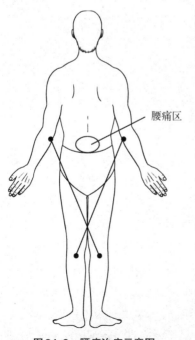

腰痛区

图34-2 腰痛治疗示意图

3. 全息学取肘中穴位发挥委中穴治腰痛作用 若是腰痛明显,后溪穴可以起到很好的治疗效果,但是临床上还可以根据"腰背委中求"和X形平衡法的原理,选取肘中的压痛点——即委中穴的对称点发挥疏利膀胱经的效果解除腰痛。肘中反应点根据腰痛的部位而异,可能是曲泽穴、尺泽穴或少海穴附近的某一最明显压痛点,即为疾病的反应点(图34-2)。

4. 手三里解除肌肉痉挛为辅助 为了增强疗效,还可以加用手三里,增强解除肌肉痉挛和板滞的效果。

这四点以"鱼际区"第1点治疗髋关节及脊柱、"后溪区"第2穴双重刺激腰椎为主,肘中反应点(曲泽穴、尺泽穴、少海穴等压痛最明显点)为辅,疏利膀胱经治疗腰痛,手三里为解除肌肉痉挛为助攻。所有治疗都是对侧取穴。大多数患者能够取得立竿见影的效果，临床上我们采取四点治疗法增强患者的疗效。并在南涧人民医院的实践中取得了良好的反馈。

此外，灸法对虚性腰痛效果也很好。如突发腰痛，不能俯仰，灸命门穴，随年壮（几岁就灸几壮），或灸委中穴3壮，疼痛也可很快消除，对膀胱经的腰痛效果较好，大家也可以尝试。

医籍选粹

治卒腰痛辗转不得。鹿角一枚，长五寸，酒二升，烧鹿角令赤，纳酒中，浸一宿饮之。

——《梅师方》

疗腰痛。取黄狗皮，灸裹腰痛处，取暖彻为度，频即瘥也，徐伯玉方同。

——《外台秘要》

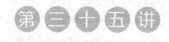

第三十五讲

骨 折 良 方

核心提示：黑木耳，葱蜜外敷，接骨七厘片。

延伸阅读：手法治疗也有很好的效果。

骨折是骨头因外力造成碎裂或变形，以疼痛、肿胀、活动障碍为主要表现。其特征为畸形、骨擦音和功能障碍。伤筋动骨一百日，骨折很常见且需长期调治，许多禁忌都要落实好，防止愈合不佳或留下后遗症。

简单骨折只需对骨折部实施整复牵引，再利用护木或石膏固定。开放性骨折还需及时清创。复杂性骨折则必须消毒、清创，必要时还要进行手术，待感染稳定控制后再实施固定。一般此时均需要医师救治。《医宗金鉴》总结提出了摸、接、端、提、推、拿、按、摩正骨八法。当今以西医或中西医结合治疗骨折为主，但是若能结合中药内服、外用，无疑更可提高疗效。

若条件限制，万不得已时可选用以下验方外用。䗪虫（土元）和煅自然铜是骨折常用的特效药。

1. 外用方

（1）民间验方：用黑木耳一味，以水发开，沥干后入竹筒内，加红糖，以另一细竹筒捣，捣如泥，外敷患处，可治骨折、跌打损伤，其效亦佳。

（2）验方"接骨膏"：用绿豆粉，于新铁铫内炒成紫色，用新汲水调成稠膏，厚厚敷满损处，贴以白纸，用杉木缚定。还可用骨碎补擂膏，加入红醪糟炒熟，热敷患处。杉片用布固定，半日或一日换三五次，觉痒则取下药来，再炒热后敷上如前。配合服药，待骨折安固再解下杉木片，必愈。若无骨碎补，可用老姜代替。杉木皮本身就有消肿、辟秽、止痛的作用。

（3）凡无药处，一时折骨，宜急用糯米饭加酒药、姜、葱捣烂，熨斗熨热，布包夹好。内服热老酒，使血不凝，以待取药治之。

（4）治疗脑骨破及骨折，用葱白细研，加蜜调和后厚封在损伤处，疼痛即止。

2. 郭氏祖传洛阳白马寺"二号治伤散" 治疗各种类型骨折，尤以粉碎性骨折、难以固定性骨折。首先服：党参、生黄芪各15 g，生白术、当归各9 g，熟首乌18 g，续断、合欢皮、生牡蛎各15 g，骨碎补12 g，砂仁4.5 g，母丁香9 g，炒谷芽3 g，水煎服，每日1剂，开胃生骨，促进愈合。并于3日后同时服用河南洛阳白马寺"二号治伤散"：广三七30 g，生牡蛎、苏土元、没药、乳香、自然铜（生）各45 g，琥珀30 g，麝香9 g，共为细末，配为散剂，每日2次，早晚饭后各服3 g，效果显著。好转后三五日同时采用伸筋草、透骨草、苏木、红花、桑枝、当归、卷柏、艾叶各15 g，川椒、桃仁各9 g，煎汁外敷骨折处，以消肿止痛（每剂敷3日）。注意：制首乌目前炮制多不合格，注意其肝毒性，慎用。

骨折时服药应趁热服，凡服伤损药，要忌冷水、冷物及牛羊、一切鱼腥之类，忌房事，否则骨折不易愈合。我右足骨折时曾用接骨七厘片，恢复较快，可明显缩短恢复时间。很多类似的老药都很便宜，疗效也很确切。

医籍选粹

治疗脑骨破及骨折，用葱白细研，加蜜调和后厚封在损伤处，疼痛即止。

——《急救危症简便验方》

外　科

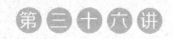

第三十六讲

外伤出血莫惊慌

核心提示： 按压止血，绷带止血，云南白药或三七粉、龙骨末止血定痛。

延伸阅读： 龙眼核备用功效多。

小的划伤出血一般用创可贴即可，可用三七粉外敷，或在出血处上方近心端动脉搏动处按压止血；外伤出血不止，根据部位不同常用按压、冷敷等方法止血。若伤势较重，初步处理后应及时送医院诊治，以免失血过多，导致不良后果。

1. 一般处理　若出血量及创面较大，用生理盐水或食盐兑水后冲洗，再用绷带、布条、毛巾或橡胶带等在外面（近心端）加压包扎止血，扎绷带时要注意松紧适度，止住血即可。并可口服云南白药及其中的1粒保险子。

2. 外治法　凡是刀刃伤，只要未穿破胸腹膜，若有云南白药粉或外伤七厘散，可以外撒患处；用海螵蛸或龙骨为末，或白及粉、降香粉，外敷伤处，都可外敷止血。

龙骨末止血消炎有良效，见于《验方类编》等。河南为恐龙化石发现地，当地村民称，要是谁有外伤出血、骨折和其他跌打损伤等不便，将这些飞龙骨头捣碎研磨至糊状，也能见效。

葱白炒热，遍敷伤处也有定痛止血之效。

3. 单验方

（1）龙眼核止血定痛：《急救便方》治疗金刃伤，用龙眼核剥净外面光皮，只用其仁，捣研极细末，填敷伤口即愈。治疗磕跌诸伤，立即止血止痛，愈后无瘢，名"骊珠散"。邹孟城老中医凡是遇到普通金刃伤，俱用龙眼核粉外敷，止血定痛，并可收敛伤口，痂脱之后肤上不留痕迹，表皮光洁如初。所以，以后吃龙眼把核留下，按上面的方法打粉，就可以对一般的外伤出血高枕无忧了。

（2）治金创出血方：生石灰60 g，皂矾15 g，共为细末，置于瓶中密封，越久越好，备用。如遇外伤出血，取出药粉撒之立愈。又方：大黄60 g，生石灰120 g，研细粉。共和拌炒，候灰由白变为粉红色如桃花色为度。去大黄，留石灰粉贮瓶备用。张大昌赞其为"刀伤灵药"。

发炎时一清胶囊或三黄片研粉外用，对伤口感染有消炎作用，可促进伤口愈合。平时在家里或外出时备点三七粉类止血药，万一不小心伤到，可备不时之需。大的出血需初步处理后及时至医院就诊。

医籍选粹

刀伤出血，龙骨末少许，渗之极妙。

——《验方类编》

刀口不合用药粉外敷

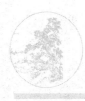

核心提示:黄连、白及、龙骨、三七粉、天花粉等外用可促进伤口愈合。

延伸阅读:针灸也有辅助伤口愈合的作用。

　　如今外科手术日益增多,很多人创面长期不能愈合,出现脂肪液化之类的问题,长时间换药和抗炎也没有效果,加重了患者的痛苦。这时候选择中医药可能事半功倍。若是中药外用,需采用干净、质量好的中药打粉,或者用中药颗粒研细末外用。

　　开始我对外治法没有什么经验。有位朋友的小孩,不到2岁,被蚊子叮咬后挠破,创面较大,长期不收口,并有渗液。孩子太小,不敢用药,因此咨询到我这里。我考虑后,和朋友商议,最终用生大黄10 g、紫草10 g、白术20 g、黄连10 g,打粉,取适量用香油调敷患处。紫草凉血解毒,大黄、黄连解毒祛湿,白术收湿。当时到底有多大效果还是心里没底,不曾想第二日即基本痊愈。可见中药外治创面不合的效果很快。

　　后来我将中药外治应用到术后创面不合。朋友小马的妈妈,胆石症手术后刀口感染,渗液流水,多日不能愈合,来电咨询。我嘱其取干净药材生大黄、白术、熟附子、生黄芪等打粉后少量外敷,西医仅以消毒、换药。后电话询问,两日后伤口即基本愈合。白术、附子是排脓汤,可化湿生肌排脓;黄芪可以补气生肌、托毒疗疮;大黄可以解毒祛湿,利胆通便,活血化瘀。若想加强消炎效果,可以用《肘后备急方》的"三黄粉"(大黄、黄芩、黄连各一两为末)外敷,专门治疗治疗恶疮,可以说是中药里的超级抗生素,有广谱抗菌作用,也可用一清胶囊代替。清创消毒后,我们可用一清胶囊药粉外敷,用于创面的消炎治疗,促进愈合。

民间治刀口不愈合，用天花粉，微火焙成金黄色，研成细末，香油调敷患处，胶布固定，每日换药1次，数日可愈，特效。因为天花粉有消肿排脓、活血化瘀的功效。

当然也可选用紫草、黄连、白及、龙骨、三七粉、天花粉等解毒化湿、活血敛疮药物，需要医师根据病情选择。

若是患者体质虚弱，气血亏虚导致创面持久不能愈合，可以用生黄芪、党参、当归若干，炖农家养老母鸡，有益气养血、生肌敛疮的效果。党参（人参更佳）可促进肌肉生长，黄芪可促进皮肤愈合，这是两个药不同的地方。也可应用十全大补汤、补中益气汤及相关的成药，研究表明这些方药可明显促进难愈性创面的愈合。若是合并感染，则需加用清热解毒、化湿敛疮的中药。

其他还可以参考针灸的方法，使用X形平衡法加手三里、足三里穴促进伤口愈合，特别是手三里对减轻伤口疼痛有神奇的效果，足三里有益气扶正、增强免疫力的效果，还有一定消炎的作用。

医籍选粹

疮口不收：五倍焙，研末。以腊醋脚调，涂四围，效。

一切金疮：五倍子、降真香等分，炒，研末。敷之，皮肉自痊。名啄合山。

——《拔萃方》

效方恶疮三十年不愈者：大黄、黄芩、黄连各一两，为散，洗疮净，以粉之。日三，无不瘥。又黄柏分等，亦佳。

——《肘后备急方》

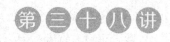

第三十八讲

外科感染的解毒验方

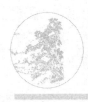

核心提示： 中药解毒有良效。

延伸阅读： 疮疡消法、托法、补法，耳尖放血的作用。

中医对细菌等各种致病因素侵袭人体后引起的体表化脓感染性疾病，总称为"疮疡"，是外科常见病，包括急性和慢性两大类。中医学在长期实践中，对疮疡积累了丰富的治疗经验。

中医外科一般归纳为消法、托法、补法，如体质虚弱的患者可能要在解毒同时加用黄芪、当归等补益药，这里单纯论述解毒消法。仙方活命饮、四妙勇安汤都是外科名方，是中医的"抗生素"，疗效确切，应用广泛，不但能抗炎，而且辨证使用没有毒副作用。

有几个常用的解毒验方值得一提。

1. 忍冬酒 忍冬藤（连枝带叶）150 g（或干忍冬藤、干金银花代），生甘草30 g。将金银藤以木槌敲碎，用水两大碗，同甘草放砂锅内，煎至一大碗，加入黄酒一大碗，再煎数沸，共成一大碗，去渣，分作3服，一日一夜吃尽。专治：痈疽发背，一切无名肿毒，不论发在头项腰脚等处，并皆治之。未溃即散，已溃败毒收口。病重者不过数剂即愈，忌铜铁器。

这是《镜花缘》小说中的方子，在《医学心悟》等书中称为银花甘草汤，目前在很多地方都可以看到金银花广泛种植，可是多作为观赏用，它的解毒作用还没有受到大家的重视。

2. 白矾末10 g，鸡蛋清2个 调末稀稠如糊，用好陈酒，放开服用，治疗一切痈疽、发背、疔肿、鱼口、无名肿毒。各种恶疮，脓未成者即消，脓已成则从大小便出，功胜于矾蜡丸。这一方法出自《医学纲目》。

3. 神仙截法 用真麻油500 ml，砂锅内煎数十滚，倾出兑酒两碗，通口热饮一二碗，一会儿再饮，病情急则一日饮尽，病缓则分两日饮，无有不愈者。治痈疽疔疖，一切大毒。凡中毒药，急饮麻油，药毒即消，解毒功效很强大。凡是疮毒蓄于内、便秘者尤为适合。《本草纲目》言麻油有润燥、解毒、止痛、消肿之功。所以，香油还是很好的解毒消炎利器，在轻度烫伤时涂上也有很好效果。

4. 菊花甘草汤 用白菊花、甘草各120 g，水煎顿服，渣再煎。治疗急性淋巴管炎（疔毒重症）效果很好，重者不过2剂即消。这是记载在《医学心悟》的验方。

医籍选粹

仙方活命饮：白芷、贝母、防风、赤芍药、当归尾、甘草节、皂角刺（炒）、穿山甲（炙）、天花粉、乳香、没药、金银花、陈皮。治一切疮疡，未成者即散，已成者即溃，又止痛消毒之良剂也。

——《校注妇人良方》

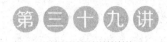

外科感染的外治法

核心提示：艾灸是疡科"首善第一法"，值得重视。

延伸阅读：耳尖放血和外治法也有很好的疗效。

西医对细菌等感染性疾病，多用抗生素治疗，而中医则习用解毒剂，此外中医还有很多外治法，比如艾灸是古代首选方法。而针刺放血是不见刀的手术，对很多外科和皮肤病疾病有独到的价值。

1. 艾灸为疡科"首善第一法" 艾火引拔郁毒，透通阴窍，使内毒外发，古代称为疡科"首善第一法"。艾灸的用途非常广，毒蛇咬伤，蝎子、蜘蛛等任何毒物咬伤、破伤风都可以用灸，当然最好先切开创面，把毒液挤出来。毒轻者，大概灸三四十壮；毒势深重，需要灸百壮以上。古代的一壮大概是米粒大小，一般是不隔姜片，直接贴皮灸的。

对于外科感染性疾病，可以隔蒜灸、骑竹马灸、葱熨法等，古代应用非常广泛，具体可参考拙作《中医救急实用手册》。

2. 针法 对于湿疹、恶疮等顽固性疾病，可以使用委中放血的方法。

委中穴位于腘横纹中点，股二头肌腱与半腱肌肌腱之间，是解毒大穴，可以解毒疗疮，治疗恶疮、顽癣，促进疮面愈合；若是上半身可刺曲池穴加强解毒效果。放血时人趴在墙上，脚后跟跷起来。消毒后拍打委中穴。委中在两筋中间，可看到有青筋冒出来，用放血针刺青筋，让脏血流出，并可拔罐。对于传染病患者，操作时要戴手套，以防感染。也可以让患者趴着放血拔罐，直至血由黑变为红色。

刺双耳尖放血、曲池穴、足三里对各类炎症也有一定效果，特别是双耳尖放血，老中医周楣声非常推崇，除了治疗眼病和退热，对很多感染性疾病都有很好的疗效。而手三里穴对于改善术后疼痛疗效肯定，并可结合合谷等穴位辅助止痛。

3. 外治法

（1）豆腐渣：治疗慢性溃疡、恶疮。《不药良方》提到豆腐渣可治一切恶疮，无名肿毒，用豆腐渣，在砂锅内焙热，看红肿处大小，量作饼子贴上，冷即更换，以愈为度。对很多慢性溃疡，包括"老烂脚"也有良效。《思考中医》中提到凡是腐烂性的疾病，与肾都有关系，而豆为肾之谷，可能为其取效的机制。

（2）三黄粉治疗恶疮：《肘后备急方》称之为治疗恶疮30年不愈者的效方，取大黄、黄芩、黄连（或加黄柏）等分，为散，洗疮净，以粉敷之。每日3次，无不瘥。我们在清洁疮面后将一清胶囊药粉撒在疮面上。我曾遇一例患者舌头左侧约3 cm×2 cm大溃疡，伴黄色腐烂分泌物，疼痛难忍不能饮食，用一清胶囊的粉末撒在疮面上，配合大蒜捣烂后敷脚心，每日2～3次，效果明显，疮面逐步缩小，3日疮面即愈合。

（3）大黄芒硝外敷治疗深部脓肿：一般取大蒜头120 g，芒硝60 g，大黄末30 g，醋2两（约100 ml）。先将大蒜去皮与芒硝同捣成糊状，然后在患处用凡士林涂擦，敷以蒜糊，敷药范围要稍大于患处（高于皮肤约3分厚），周围用纱布围成一圈，略加固定，1小时后去掉敷药，用温水洗净；再用醋和大黄末调成糊状外敷原患处，6～8小时后去敷药，一般敷1次即可。如1次不愈，可再敷1次。

前面介绍过国医大师王琦用本方治疗阑尾炎，他还用本方治疗1例右侧臀部脓肿的病患，范围约10 cm×6 cm，经用上法外敷一次而愈。有医家几十年来治疗深部脓肿约几千例，效果确实。据临床观察本方对孕妇无碍，可放心使用。

另外，若是痈毒已成脓，应该用针或用药穿破，否则毒气侵蚀，加重病情，引起脓毒血症，甚至有生命危险。故遇到有脓则应放出，不能单纯用药或其他外治法，切记。

医籍选粹

一切无名肿毒，用鲜桑枝火烧患处熏之。可用干桑木劈碎，扎作小把烧燃一头，吹熄，持近患处灸之，每次灸一会儿，每日3～5次，至瘀肉腐动为度。一般未溃则解热毒、止疼痛、消瘀肿；已溃则补阳气、散余毒、生肌肉。若阳证肿痛，可内消或减轻溃疡面。阴疮不起者灸即起。

——《陆定圃家传方》

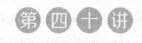

第四十讲

痔疮治疗方法多

核心提示：无花果、地龙、木耳；皮硝外洗；刮左侧示指。

延伸阅读：灸命门穴。

近来微信上曾一度热传一位留美读博的外科医生饱受痔疮之苦、生无可恋的遭遇，吸引了很多人。其实中医反复验证了许多良方，流传至今，更值得大家关注。

痔疮很常见，甚至有"十男九痔"的说法。痔疮是肛门直肠底部及肛门黏膜的静脉丛发生曲张而形成的一个或多个柔软静脉团。痔核位于肛门里面的黏膜叫内痔，位于肛门口内侧附近称为外痔，二者都有的称为混合痔。大概而言，内痔的便血是先血后便，先拉很多血出来，最后再排便；外痔先便后血。

中医有很多简效的方法，因为病变稍复杂，我们分为痔疮、痔疮出血及痔漏分别论述。

（一）痔疮的治疗

保持大便通畅是治疗痔疮的基础，还应避免久坐久立，节制性生活，忌辛辣饮食，并可配合提肛运动。马齿苋、木耳、荞麦、丝瓜都对痔疮很有益，也是有效单方，可以多吃。现代治疗痔疮，多以手术为主，药物为辅。临床习用的外用药，有马应龙痔疮膏（栓）、荣昌肛泰等。以下是几个验方，验证的案例很多，也得到很多医生的推荐。

1. 地龙 《太医院秘藏膏丹丸散方剂》有"治痔疮神方"，将地龙用阴阳瓦焙黄干，研细末，每次10 g，用黄酒下。还可用大蚯蚓七条，捣烂，将鸡蛋2个，同蚯蚓打匀，麻油煎热，空腹酒送下，约服3次即可治愈。很多人都曾用过这个方法，也有人把这个方法作为家传秘方保存起来，可见疗效不错。

2. 鲜无花果 鲜无花果10枚，放于砂锅（或铝锅）内，加水2 L文火煎煮。煎煮药液至1.5 L左右，倒入干净盆内，捞起熟果盛于碗里备用。这是一日量，分2次用脱脂棉签蘸药液洗敷患处，每次20分钟，同时吃煮熟的无花果5枚，一般连用3～4日见效。治疗期间禁忌辛辣刺激食物。无花果甘、凉，归肺、胃、大肠经。可清热生津，健脾开胃，解毒消肿。脾胃虚寒者慎用。鲜无花果叶7～10片煎汤熏洗亦可。这个方法记载于《中医单药奇效真传》。

3. 皮硝 名医陆定圃家传方，治痔疮用皮硝煎汤，趁热熏洗。

4. 针灸的有效穴位承山穴、龈交穴及放血法 痔疮刚发作时，上下反复推搓尾骶部八髎穴可较快缓解痔疮症状，若病情较重则采取承山、长强、孔最等穴。

承山穴有取类比象和X形平衡治疗法的意思，前面也介绍过，所以大家取承山穴比较好记，疗效也不错。长强穴涉及隐私，故相对治疗不方便。孔最是肺经的郄穴，肺与大肠相表里，故可治痔疮。

若痔疮很大，疼痛不缓解，应在痔疮痛处三棱针放血，用火罐套在痔疮上把脓血放掉。压力缓解，疼痛即可较快解除。再用枯痔散，让痔脱落下来。

贺普仁治疗痔疮，灸第2腰椎下旁开1寸处（命门穴附近），或刺龈交穴放血。根据临床观察痔疮患者大多在龈交穴处或下方有一芝麻粒状大小不等的粉白色赘生物（可称为痔点），如看到有此赘生物，可用三棱针直接将赘生物挑掉即可。龈交穴治疗内痔、外痔或混合痔疗效理想。尤其是对止痛、消肿和止血，针后即可显效。一个远房小叔痔疮发作，疼痛不适，我用龈交穴放血、针刺孔最穴治疗，痔疮当日缓解，疗效持续月余。若不是痔疮，见到龈交穴处结节则需要排除肠道肿瘤等占位性病变，不要大意。也有医家在腰骶部痔点刺血拔罐，治疗完成即可见痔核缩小。中医这些神奇的效果值得用科学研究来揭秘。

（二）痔疮出血的治疗

痔疮出血在第十六讲有相关介绍，可用柿干烧灰治疗痔疮出血，大家可以参考。

对于痔疮出血，针刺承山、灸孔最都有止血的效果。《寿世保元》提到灸命门穴（第2腰椎下）7壮，可以治疗肠风下血；若病程较久者，在椎上两旁各1寸处再各灸7壮。多能除根。这和上面介绍的贺普仁治疗痔疮的方法是一致的，说明这个方法治疗痔疮和痔疮出血都有效。所以名医都是深入学习的典范，所谓经验就是能够知行合一。

若第2腰椎无压痛，从尾椎骨往上依次用手指头去按，每一个关节都会有一个痛点，最常见的是三个椎，遇到痛就放个生姜灸。在背后连续痛点灸，第二日会消很多。灸到没有血流出就可以了。

（三）痔漏的治疗

痔漏或开完刀后伤口又没好，产生瘘管，灸命门穴效果很好，收口较佳。如《卫生易简方》：治痔漏，用艾灸对脐背脊（命门），男3壮，女4壮。所以命门穴对于痔疮有很好的治疗效果，不管是合并出血，还是痔漏都有效。

再介绍一个单方，对痔漏和出血都有效。用枳实100 g，加水500 ml煮成200 ml，然后加二两（100 g）白糖，将枳实糖水喝下去，约3剂即愈。也有介绍用小颗枳实做成药丸，每次30颗药丸，用皂荚（或皂角刺）煮水吞服。枳实有通便、促进直肠肌肉收缩和消炎排脓作用，所以对痔疮治疗是很适合的，但是枳实破气很强，脾胃虚弱的患者及孕妇慎服或忌用枳实。可加用黄芪等补气辅助，或采用其他方法治疗。

医籍选粹

一论下血不止秘法。命门一穴。用篾二条。自地至脐心截断。令患人平立取之。取向后自地比至脊尽处是穴又须按其穴处疼。方可灸。不疼则不灸也。灸可七壮止。断根永不发。

一论灸肠风脏毒便血。久不止者。以患人平立量脊骨。与脐平处。椎上灸七壮。或年代深者。更于椎上两旁各一寸。灸七壮。无不除根。

一灸痔疾。先以柳枝浓煎汤洗痔。艾灸其上。连灸三五壮。忽觉一道气。转入肠中。因大转泻。先血后秽。

一论脱肛秘法。百会一穴。尾一穴。各灸三壮。炷如小麦大。当正午时。用桃柳枝煎汤浴净。灸之立效。

——《寿世保元》

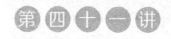

脱肛中医疗效高

核心提示：地龙外用良效；灸百会等穴；内服补中丸，外用五倍粉。

延伸阅读：手法治疗也有很好的效果。

脱肛又称为肛管直肠脱垂，多见于小儿和老人。这也是个比较痛苦的疾病，发作起来比较吓人。

在以前贫苦年间，因营养不良，脾胃虚弱的人很多患有此病，多数都可以手法复位，一般肛肠科都可以做到。民间常用热尿外洗后，即用干净布鞋底揉进去，若是迟了则冷燥而难以回纳。

1. 地龙外用治疗脱肛　地龙外用治疗脱肛有很好的疗效。取活地龙50 g，清水洗净，并在清水中浸泡20分钟，让其吐出腹中残物，冲洗后放入玻璃杯中，加入白糖50 g，待地龙溶解，20分钟后用镊子取出地龙残体，鲜液即成。用温水清洗脱出的肛肠及其周围组织，用棉球蘸地龙鲜液轻轻涂抹1～3分钟，可见脱出的肛肠自行缓缓复纳。这时患者肛肠内外有灼热和疼痛感，1小时后自然缓解。第2～第3日排便前，在肛门四周再涂抹地龙鲜液各1次，即不复发。

2. 灸百会穴治疗脱肛　脱肛也可以用灸法。百会、尾骶各灸3壮，炷如小麦大，当正午时灸，用桃柳枝煎汤洗净，灸之有神效。孙培荣治脱肛经验配穴：凡小儿患此病，须于长强、百会、神阙，用灸，倘无效时，在肛门四周处，距肛门三四分许，刺四五针即能痊愈。

3. 补中益气丸　脱肛多气虚，中药一般选用补中益气汤为主加枳实治疗，也可以直接买成药补中益气丸，辅以加入五倍子粉调匀，涂搽肛门，脱肛可很快好转。

4. 五倍子粉或蝉蜕粉外敷　五倍子末外用在许多方书上均有记载，因为有很好的收敛作用，临床应用也较为普遍，同时可配合手法复位。

蝉蜕焙黄为末，擦之即收。现代医家也有验证，可先用1%白矾水洗净脱肛部分，涂以麻油，再涂蝉蜕粉后，缓缓将脱肛还纳。

另外，提肛运动及脚尖走路有助于改善痔疮和脱肛。走路时，双双抬起脚后跟，用脚尖走路，早晚两次在家中各走10个来回（约100 m），坚持不懈。这样既有利于提肛收腹，又使肛门静脉瘀血难以形成，从而可避免痔疮，防止脱肛，可谓一举两得。

医籍选粹

治脱肛历年不愈，木贼不以多少，烧存性，为末，糁肛门上，按之。药中加龙骨亦可。

——《三因方》

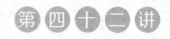

第四十二讲

几招制服带状疱疹

核心提示：梅花针放血拔罐，棉花灸，灸法，马齿苋外敷。

延伸阅读：中药从伏邪论治疗效好。

　　带状疱疹是一种皮肤上出现成簇水疱，呈带状分布，痛如火燎的急性疱疹性皮肤病，最常见为胸腹或腰部带状疱疹，其次为三叉神经带状疱疹，中医称为蛇串疮、缠腰火丹等。西医认为本病是由带状疱疹病毒所致，以沿身体单侧周围神经分布的簇集性小水疱为特征，常伴明显的神经痛。西医抗病毒疗效不确切，而且疗程较长，中医治疗本病取效快、痛苦小。中医方法还可以服用中药瓜蒌红花甘草汤等进行治疗。

　　1. 局部梅花针放血　若是病变局限，可使用梅花针放血拔毒。一次我背部发带状疱疹，有1处约5 cm，一处3 cm，呈小片状。我太太用梅花针敲打患处至微微出血，然后用火罐拔出黑血，约数分钟后起罐，即刻疼痛缓解，次日即结痂而愈。梅花针敲打的疼痛相对带状疱疹来说是微不足道的。

　　2. 棉花灸　古代应用蜘蛛网敷在患处，一烧而愈。现代改用棉花灸治疗，可清泄热毒，宣透邪毒随火气外泄，每获良效。将患部充分暴露，取微薄一层医用脱脂棉，越薄越好（不要人为将厚棉压成薄片，薄棉片中切勿有洞眼和空隙，以免烧灸时影响疗效，勿烧坏衣物），薄棉片按病损区大小，覆盖在患者疱疹上，待一切就绪，令患者闭目，用火柴点燃棉片一端灸之，此时薄棉片一过性燃完，患者感觉有轻微烧灼痛。次日症状可减，一般2次痊愈。

　　3. 艾灸　还有按常见症状可分两种灸法：① 疱疹似一条带，两端不分叉，灸时将艾绒捻成黄豆或米粒大小的2粒，分别置于成簇水疱的头末两端（以最前和最后疱疹点为准），距水疱或疹点0.5～1 cm处，将艾绒点燃，先灸一端，待艾燃到皮肤处（患者喊疼时），立即将艾移去（不必深灸）。② 疱疹两端多叉开，艾绒可置于头末两端前距水疱或疹点0.5～1 cm处疱疹分叉的中间。灸法同前。效果较佳，灸1次即愈，一般灸后10多个小时痛止，疱疹停止发展，第5日脱痂痊愈。灸时不拘前后部位顺序，不需内外药物。如疱疹面积较大，症状较重，可以作深灸，一般灸至皮肤潮红即可。

4. 外治法　一般用新鲜马齿苋捣烂外敷有很好的疗效。马齿苋野外随处可见生长，清热解毒，散血消肿，在很多疾病治疗中都有良效，如尿路感染、湿热痢等，外敷治疗各种恶疮及蜈蚣咬伤等，还能食用，食药两相宜。

一般带状疱疹运用以上方法均可快速治愈，若还是不能控制，则需进一步就诊，必要时可以服用中药治疗，本病多为伏邪，需用吴雄志治疗伏邪的温、补、托、清法综合处方，否则多缠绵难愈，遗留后遗神经痛。

医籍选粹

　　瓜蒌红花甘草汤：大瓜蒌一枚（重一二两者，连皮捣烂），粉甘草二钱，红花五分。孙一奎云：考之本草，瓜蒌能治插胁之痛，盖为其缓中润燥以至于流通，故痛自然止也。

——《医旨绪余》

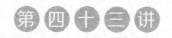

第四十三讲

荨麻疹找曲池穴

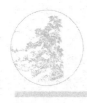

核心提示：曲池穴，枳壳煎汤外洗。

延伸阅读：瘙痒性疾病的治法。

荨麻疹又称"风疹块"，是个常见的皮肤过敏问题。因荨麻疹发作时皮肤出现鲜红色或苍白色风团，时隐时现，伴有瘙痒，又称"瘾疹"。其特征是瘙痒性风团，突然发生，迅速消退，不留任何痕迹。此病多由禀性不耐，人体对某些物质或环境敏感所致。可因外界寒冷刺激，或吃鱼虾荤腥发物，或肠寄生虫，或药物，或生物制品，或因精神因素等诱发，发作时奇痒难忍，甚至不思饮食，对患者生活影响极大。

针灸曲池、合谷等穴位有较好疗效，西药仅能临时救急，故选择针灸或服用中药更为稳妥，且逐步使其发作减少至痊愈。部分人用用蝉衣单味煎服或制丸口服也有疗效。

1. 曲池穴 曲池（图7-2）位于肘横纹外侧端，屈肘成直角，在肘横纹外侧端与肱骨外上髁连线中点。完全屈肘时，当肘横纹外侧端处。具有清热祛风，调和营血，清头明目，调理胃肠之功，为全身祛风退热要穴。肺与大肠相表里，肺主皮毛，故可治疗荨麻疹等皮肤病。药王孙思邈在《千金翼方》中提到，瘾疹，灸曲池二穴，随年壮，神良。就是说曲池治疗荨麻疹疗效神奇。

临床针刺曲池穴治疗急性荨麻疹的报道颇多。我教患者自行按揉曲池穴也有效。我曾治疗一位女青年，荨麻疹每日发作多年，长年服抗过敏药物。予中药麻黄桂枝各半汤加味口服，并教以发作时按揉曲池穴。后来她皮肤瘙痒明显减少，停西药，1周后发作时自行按揉曲池穴数分钟即可缓解，后未再服药。

有一次，我姑姑晒太阳后出现面部及上肢红肿瘙痒，考虑过敏，用西药激素外用控制，后我予针刺双曲池穴后瘙痒明显减除，红肿好转。

我们也可以思考，有许多疾病，真的是必须终身服药吗？疾病到底是该控制还是治疗？

2. 瘙痒针灸治法　倪海厦提到：曲池穴止痒的效果非常快，上半身痒最好的治疗是合谷、曲池同时下针；下半身是筑宾、三阴交、血海。皮肤痒时，针下去约20分钟后，病就好了。这种方法除了对荨麻疹、湿疹等其他原因导致的瘙痒也有很好疗效。《民间针灸绝技》治疗全身瘙痒只取曲池、委中二穴，若皮肤流黄水，可艾灸曲池穴10分钟左右。所以，出远门记得带一根艾条，这是防病保健必备利器。

3. 外治法　此外，古书有很多简易外用方，提到较多的是枳壳或蚕沙煮水外敷。

枳壳治疗风疹等一切疹，如《梅师方》："治一切疹。以水煮枳壳为煎，涂之，干即又涂之。"《外台秘要》："涂风疹。取枳实（古代枳实即枳壳），以醋渍令湿，火炙令热。适寒温，熨上，即消。"我姐姐曾全身瘙痒，红色风团，服用四物消风饮等药物不效，瘙痒难耐，我看到家里有柠檬干，考虑与枳实类似，让其煎水外敷后瘙痒缓解。可以推知，如果有枳实肯定效果更好。

医籍选粹

瘾疹，灸曲池二穴，随年壮，神良。

——《千金翼方》

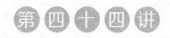

水火烫伤觅良方

核心提示：不能用冷水淋洗，生姜汁外涂；可用紫草油或秋葵花油外涂。

延伸阅读：《肘后备急方》的烫伤方。

在日常生活中，时常会遇到不小心被开水或火焰烫伤的例子。在医学上，因火焰烧伤、热水等而引起的损伤，称为烧伤，又称为水火烫伤，化学烧伤、电击伤、放射性烧伤等也可参考烧烫伤来治疗。

1. 一般处理　治疗烫火伤不能用冷水冷物淋洗，否则热气内逼，有烂入筋骨之患。治疗烧伤的常用中成药有紫草油、獾油、烧伤药膏等。轻度烫伤取鸡蛋清及麻油调涂即可，生姜捣烂取汁用药棉外敷也有卓效。另外在饮食上应忌荤腥、辛辣。若严重时可配合口服药物加速恢复。

2. 生姜汁外治法　生姜为厨房必备，比较方便。把生姜洗净，捣拦挤汁。用棉花沾生姜汁涂于患处，能够立即止痛。轻度烫伤一般涂生姜汁一两次就会好了；中度烫伤多涂几次就行；重度烫伤也可以用生姜汁，保持烫伤的地方湿润，2日左右大概可以好了。

3. 紫草油外治法　杨惠华告诉我紫草炸油外涂可治疗烫伤。以前有位烫伤很重的患者在外科治疗效果不好，朋友介绍来找她，她对此也没有很多经验，想到紫草可以治疗烫伤，就让患者买了紫草适量，放麻油中煎炸，待油凉后外涂患处，不曾想竟然很快痊愈了。许多烫伤膏、烫伤油里紫草是非常重要的一味，可见治疗烫伤效果不凡。

4. 秋葵花浸麻油　陆定圃在《冷庐杂识》提到：《镜花缘》说部，征引浩博，所载单方，以之治病辄效……道光癸卯夏，有汤火伤，遍身溃烂，医治不效，来乞方药。检阅是书中,方用秋葵花浸麻油同涂。时秋葵花方盛开,依方治之立愈,乃采花贮油瓶中以施人,无不应手获效。"前面提到麻油解毒消肿止痛很好,秋葵花(向日葵)浸麻油同涂是疗效极高的验方。

中医在烫伤治疗上世界领先,葛洪《肘后方》中就有"烫火灼伤用年久石灰敷之,或加油调"的记载,有很多验方都有良效,我们能够处理比较简单的烫伤就可以了。

医籍选粹

烫火灼伤用年久石灰敷之,或加油调。

——《肘后方》

妇 科

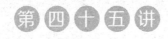

轻松搞定痛经

核心提示：针灸三阴交、十七椎有很好的止痛效果。

延伸阅读：单验方治疗也有很好的效果。

痛经困扰着很多青中年女性，轻者尚能忍受，重则疼痛难忍，伴腰部酸痛，甚至面色苍白，冷汗淋漓，四肢厥冷，呕吐腹泻等，有人甚至需呼叫"120"急救，但是采用止痛措施也只能缓解一时。

痛经以"寒"导致气滞血瘀、不通则痛为主；气血虚弱、"不荣则通"的痛经，多为经后隐隐作痛；有一种特殊性痛经，由肝火过盛引起。总的来讲，东方女性大多偏阳虚，表现为平时手足欠温，月经来时小腹喜温喜按，得暖痛减，月经色淡量少，或者小腹胀痛或冷痛，月经量少或行经不畅、夹杂瘀血块等。痛经大多发生在这类人身上，而寒凉饮食、露脐装和抗生素泛滥等也消耗阳气，加剧了阳虚，成为当今女性痛经的重要原因。

我在此介绍几个简单有效的方法，方便应急。

1. 三阴交穴　三阴交在内踝上3寸（自身四横指），胫骨的后面，肾经、脾经、肝经三条阴经交会于此穴。月经有问题的人按下去大都会酸痛。痛经时针三阴交大都立竿见影。也可以自己按揉或隔姜片艾灸。用拇指或食指指腹用力旋转按揉，力度以感觉酸麻胀痛为宜，按揉5～10分钟大都能缓解疼痛。按揉三阴交能通血脉、活经络、疏下焦、利湿热、通调水道，还能健脾胃、助运化，是治疗妇科及泌尿系统疾病的大穴。在痛经时针灸、按揉效果最好，扎得好的话下次来月经就不痛了，如果还痛，就再扎一次。还可加血海、中极穴提高疗效。

2. 十七椎　根据高树中等人的经验，痛经时按压十七椎（第5腰椎棘突下）

或针刺，多能即刻获效。对三阴交、血海、关元等穴位不能取效时，更应考虑本穴。一般有痛经发作时，重压此处，1分钟左右即可缓解，若是月经不畅者，月经也会很快下来。可见此穴活血通经疗效神奇。笔者根据全息理论，用承山穴或间使穴附近压痛点也有较好效果，在不便按压十七椎时可作为备选。

3. 神阙穴 神阙穴（肚脐）治疗痛经疗效颇佳。但本穴忌针，可用巴布膏或小茴香加盐等药物炒热后外敷。也可隔盐艾灸，都是通过温散寒气而止痛。紧急无药时，用花椒面或辣椒面敷肚脐，也有暖宫止痛的效果。

4. 单验方 许多老人都知道，轻度痛经可服生姜红糖汤，约用生姜15 g，红糖30 g，水煎服。可温经散寒，养血化瘀，调经止痛，治疗寒湿凝滞型痛经有效。如果想加强效果，可再艾叶5～10 g和几枚红枣。因为经期胞宫极易受寒，所以忌生冷食物（螃蟹、田螺、蚌肉、香蕉、梨、柿子、西瓜、黄瓜、冷饮等），避免游泳或淋雨。如果不慎淋雨了，喝一碗热乎乎的红糖生姜汤就会微微汗出，有助于祛除寒湿邪气，防止日后为患。此外，取嚏法可迅速宣畅气机，改善血运，消除"不通"，而达到"通则不痛"的效果。

全国名老中医蒲辅周曾总结使用以下小验方，简单有效，味道也不错，可辨证选用。

（1）茺蔚老姜汤：茺蔚子（益母草代亦可）30 g，煨老生姜30 g，红糖60 g。煎取3碗，分3次热服。治疗经行腹痛，每月行经时服之，多年痛经往往亦愈。

（2）当归艾叶汤：当归30 g，生艾叶15 g，红糖60 g。煎熬取三碗，分3次温服，每月经期服。治疗经行腹痛，下腹凉，手足不温，属血寒者。此为蒲辅周在农村用之有效的经验方，曾多年痛经、月经不调患者，服之经痛消失。

（3）艾附丸：艾叶、四制香附，等分为细末，红糖熬膏为丸，每次服三钱（9 g），开水送下。治疗痛经、月经不调，属胞宫有寒，肝气不舒者，用之有效。此方简验便廉，也是蒲辅周在农村常用之的效方。

有了以上几招，一般痛经就可以轻松搞定了。但平时还应该防患于未然，少吃寒凉食物，注意保温，避免露脐装、露背装，以免寒邪长驱直入。

医籍选粹

管氏痛经秘方，用益母草60 g，加红糖30 g，酒20 ml，煎服，连服3次，痛经多可治愈。

——《管氏医家12代秘方选注》

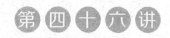

第四十六讲

崩漏有良方

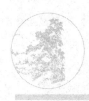

核心提示：崩漏用血余炭或萝卜汁，隐白穴也有较好效果。

延伸阅读：合并腹痛等需明确出血原因，大量失血需送医院救治。

崩漏是指妇女非周期性子宫出血，其中发病急骤、暴下如注、大量出血者为"崩"；病势缓，出血量少，淋漓不绝者为"漏"。现代医学的功能性子宫出血、女性生殖器炎症，还有因肿瘤等引发的阴道出血，与本病相似。但是如果阴道大量出血，合并有腹痛等其他症状，可能有宫外孕出血，需及时就医。如果血崩已经导致休克，必须早送医院救治，以免贻误救治。

1. 单味血余炭治血崩 有一个单验方比较方便，就是用单味血余炭（头发烧成的灰）。《备急千金要方》记载，治崩中漏下，赤白不止，气虚竭，烧乱发，酒和服方寸匕，日三。邓铁涛喜用血余炭。此药性平，药力温和，为人发煅炭而成，有止血散瘀之功，且发为血之余，又为肾之荣，肾主藏精，生髓。故煅炭存性之血余炭又有补阴之效，十分适用妇科失血证。邓铁涛治妇科失血方中，每伍入此药，能收到满意之疗效。单味使用，冀其药力之至专。用血气旺盛的青年人之头发制成血余炭，效力最好。每服1.5～3 g，每日3次，每于月经来潮第二日开始服用，连服3～5日，血来多则多服，血止停服。每次月经来时依法服用，并嘱其停服一切补品、补品药及其他药物。

2. 生莱菔汁治血崩 莱菔即萝卜，将生萝卜（青白均可）1 500～2 000 g，清水洗净，切成细丝，用纱布包紧压榨取汁250～300 ml，加入白糖30 g为1次量。搅匀后炖热温服，早晚各1次。

陈祖泽30多年来用生莱菔汁治疗崩漏，疗效可靠。血崩，经用此法治之，均在服药后30分钟，即出血减少，1小时后出血停止。为了巩固疗效，如患者体质虚弱，血止后可再服升补之剂。如春夏之季难以找到生莱菔，在紧急之中用晒好的莱菔干120～150 g，水煎加白糖适量服之，也能收到满意效果。有位丁女士，30岁。主诉自产后7个月开始月经复潮后，小腹常痛，淋漓不断，时轻时重已8年，经多方治疗无效，不能参加劳动。后来血量较前增多，行动困难，腹阵痛。即服莱菔汁3日，腹痛愈，流血止。随访10年未见复发。

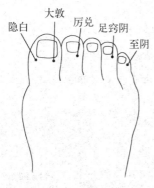

图46-1　隐白穴位图

3. 隐白穴　月经过时不止用隐白穴（图46-1），简单有效。隐白位于足踇趾外侧，趾甲角旁开0.1指寸处，红白相交。隐即隐藏之意；白是肺的颜色，也代表气。脾为统血之脏，隐白穴为脾经脉气所出，为井穴，可启闭开窍，健脾收敛摄血，是治疗月经过时不止的有效穴位，可治功能性子宫出血、月经过多等。毫针垂直刺入0.1～0.2寸，留针20～60分钟，每5分钟捻转1次。指压及艾灸也可，体质虚寒者可用艾条灸15分钟，每日3～4次。

护工小冯阿姨，52岁而月经未绝，长期劳作，失眠，气血亏虚。一月突发月经不止，淋漓不已5日，自觉下身如水泼下，面色及指甲苍白，头晕眼花，耳鸣，腰酸，乏力。曾至我院妇科就诊，予宫血宁无效。值夜班时求助于我。国医大师贺普仁的经验，月经过时不止用隐白穴，故我针刺其左侧隐白穴，留针半小时。患者自觉出血已明显减少。诊其脉细，右寸关虚。因其气血虚为主，后予黄芪10 g、当归10 g、血余炭10 g，颗粒剂5剂，冲服。同时服复方阿胶浆。次日血止，未再针。后以八珍汤加味补益气血，养血安神。服7剂后面色已有红润，腰酸、头晕诸症减轻。次月月经明显减少，继予养血健脾收尾。

所以，隐白穴虽不出名，但是有自身独到的价值，在其他出血性疾病中也时常配合使用。

医籍选粹

治崩中漏下，赤白不止，气虚竭，烧乱发，酒和服方寸匕，日三。

——《备急千金要方》

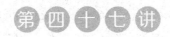

第四十七讲

妊娠杂症

核心提示：妊娠用药需要考虑毒副作用，以食药两用的食物最佳。白扁豆可解百毒，治疗妊娠期间的中毒。

延伸阅读：手法治疗也有很好的效果。

妊娠期间及哺乳期，很多准妈妈和妈妈饮食及用药都十分谨慎。一旦生病，一方面考虑到药物的毒副作用，不敢吃药；可是不吃就怕病情加重，怕病情影响到孩子。多数人只好在纠结中等待疾病自愈，十分煎熬。

其实中医在这方面有丰富的经验，许多中成药和针灸等疗法都可以参考使用，因为笔者不是妇产科专科医生，只能介绍几种简易救急法，如胎动不安、先兆流产等可寻经验丰富之中医师诊治，避免西药之毒副作用。

1. 容易流产　妇人若容易流产，中医有很多保胎的方剂，吴雄志的验方加味寿胎丸效果很好。方用：炒菟丝子30 g，桑寄生30 g，续断30 g，炒杜仲20 g，黄芩3～9 g，白术9 g，阿胶6 g。有补肾安胎的效果。

我大姐40岁怀孕时，合并子宫肌瘤红色变性，腹痛难忍数日，西药无药可用，我得知后予加味寿胎丸基础上加以当归芍药散加味，1剂后疼痛大减，2剂痛止。此方疗效确切，并可以用本方加减使用治疗妊娠中遇到的相关疾病。

若不宜服药者，可用四五年老母鸡炖汤，加入红壳小黄米，煮粥喝汤，数服可胎固。此外，多吃葡萄也有安胎的效果。

2. 妊娠呕吐　对于拒绝吃酸的孕妇，可用生姜为主调治，如含姜片，嚼姜丝，或用姜片煲茶，或将生姜榨汁灌饮，均可使呕吐停止，胎气安定。对于爱吃酸的孕妇，可用柠檬为主调治。吃法要看她的情形轻重而定，轻者可用柠檬片冲糖水饮用；重者咀嚼柠檬；再重者用柠檬榨汁，将原汁饮用一两匙，情况即觉缓和，连服数日，征象就能减轻。任之堂余浩介绍一个单方，取芦根10～30 g熬水服，可生津除烦，止呕，多可一剂知，三剂愈。我试验下来，止呕安全可靠。

3. 妊娠腰痛　妊娠腰痛，不可忍者，用补骨脂瓦上炒香为末，空腹先嚼服核桃仁一个，嚼烂，然后用温酒调下药末三钱（10 g）。有补肾的效果，常服核桃对胎儿大脑发育也有益。

4. 急性咽喉炎、气管炎　急性扁桃体炎在两侧大拇指少商穴放血有效，并可配合浓盐水漱喉咙辅助杀菌。若是过食辛辣烟酒等，胃热火毒上攻咽喉导致的发炎，还可在示指桡侧缘的商阳穴点刺放血。点刺耳尖、耳垂放血，对急性扁桃体炎均有较好效果。若是扁桃体肿大、化脓很厉害，可用细针在扁桃体放血。也可服用银黄含片、金荞麦片等中成药，金荞麦片可清热解毒，排脓祛瘀，祛痰止咳平喘，对肺脓疡、急慢性气管炎及细菌性痢疾都有较好的效果，对孕妇一般没有不良影响。

5. 发热护胎法　妊娠期发热，有一种护胎法，用治疗孕妇一切热病，内外诸证。用灶心土为末，用井底泥调敷心下，令胎儿不伤。这是古代的物理降温法，我们可用冰冰退热贴代替，贴在心口下避免发热影响胎儿。当然，这只是临时对症处理，还需针对病因治疗才能彻底解决问题。

6. 妊娠尿路感染　妊娠时不得小便，用滑石末，以车前草捣汁，调敷在脐下，或用水调也可以。车前草是崇明地区治疗尿路感染的单验方，疗效不错。

妊娠期尿路感染，小便热痛而数，抗生素用药需谨慎，此时可用地肤子或茎、叶五两（150 g），水煎分3次温服。或以鲜汁饮用。一般都有很好的效果。

净豆豉一撮（15～30 g），水煎服用可治尿血或尿道炎。凉润的豆豉对肾脏、泌尿系统有消炎的效果。车前草适量煎服也可治疗尿路感染，但肾虚体弱，怕冷的人不适合此方。

因为用药担心副作用，妊娠期尿路感染可用地肤子、白茅根、芦根等清利湿热，同时少吃海鲜、螃蟹等发物，必要时应及时妇科就诊。

7. 妊娠期食物中毒或胃肠炎　妊娠期间如果误食了变质的食物，或食物本身就含有毒成分，如河豚和毒蘑菇、发芽的马铃薯、不新鲜的鲐鱼等，以及一般毒药、毒物，都可用白扁豆30～60 g煎汁，煮的时间可以稍长一点，煎浓汁服用或米汤调服，然后分2～3次服，可治疗因食物中毒引起的急慢性胃肠炎之呕逆、腹泻等。白扁豆也可以解酒毒，治疗醉酒，同时对许多肉类中的毒素有解毒作用。若是吃了鱼虾蟹等腹部不适，用紫苏叶解毒也很好，因为紫苏叶本身有安胎止呕的作用。

若是孕妇腹痛腹泻，一般临床可以选用黄连素片或香连片，因为木香和黄连都有保胎的作用，因此对胎儿没有不良影响。合并咳嗽时也可选用金荞麦片。

急性胃肠炎，用力按压至阳穴可止痛、止呕，也可改善饮酒后胃部不适。艾灸至阳或灵台穴可治疗腹泻。此外，至阳穴按压还可以改善心绞痛。

急性胃肠炎在尺泽附近的静脉放血或刮痧也有良效。具体可以参考胃肠炎一节。

若有其他问题，在使用西药有禁忌时，可寻经验丰富之中医师诊治，时有意外收获。

医籍选粹

护胎法，用治孕妇一切热病，内外诸证。用灶心土为末，用井底泥调敷心下，令胎儿不伤。

——《济阴纲目》

儿 科

　　现在生活条件改善，且家里大多只有一个孩子，重视程度不言而喻。对孩子照顾的无微不至，但现在的孩子体质反而大不如前。"若要小儿安，三分饥与寒"。孩子吃得太饱容易积食，不容易消化，因此给孩子吃少一点，胃气旺盛，有利于健康；穿太多易出汗，不利于养精蓄锐，容易感冒。老祖宗的话总是言简意赅，富含哲理，是值得我们警醒和反省的。

　　小儿因脏腑娇嫩，用药较为慎重，所以古代小儿推拿非常普遍，近年来也受到大家的推崇。我院孔令万医生不忍小儿服药之苦，长期坚持以小儿推拿治疗儿科诸病，德厚技精，深受病患欢迎，上海宝山区人民受其惠者颇广。

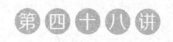

第四十八讲

小儿退热方法多

核心提示：推天河水、耳尖放血、灸天柱穴，四豆饮均可退热。

延伸阅读：手法治疗也有很好的效果。

发热是多种疾病的常见症状，小儿发热尤为令人担心。若腋温超过37.4℃，且一日间体温波动超过1℃以上，可认为发热。低热指腋温为37.5～38℃、中度热38.1～39℃、高热39.1～40℃、超高热则为41℃以上。高热在临床上属于危重症范畴。发热时间超过两周为长期发热。高热患者务必及时就医，弄清病源，必要时需住院诊疗。

小儿发热应及时查明原因，是腹泻、感冒还是扁桃体发炎、肺炎等，并针对性治疗。如果高热不退，可以先予物理降温和初步处理，再及时到医院救治。

现代常用冰袋、冷毛巾湿敷、酒精擦浴等方法，对部分实热证患者有一定的效果；古代也有物理降温的经验。

这里介绍几种应急法退热，但主要针对的是小儿，因为孩子生病是大家最担心的，主要是推拿、针灸的方法。

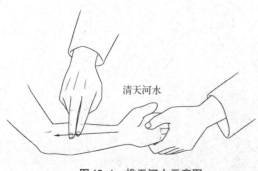

清天河水

图48-1　推天河水示意图

1. 清天河水　一般小儿发热大都可以通过推天河水（图48-1）等方法来退热，我家儿子有几次发热，都是用推天河水退热的，虽然我操作不熟练，但总算从39℃降到38℃以下，避免了出现意外，次日再到中医儿科诊治，也是以推拿及放血为主。

（1）清天河水部位：小臂内侧，自腕横纹中点至肘横纹中点成一直线。

（2）操作：用拇指侧推或用食、中指指腹向上直推，名"清天河水"，是退热重要手法，还有宁心与安眠作用。

2. 双耳尖放血　在耳尖放血有较好退热效果。将耳郭向前折，消毒后在耳上方形成折痕的耳尖扎针，挤出少量几滴血，会很快退热。在这个部位扎针，虽然会出血，但不会痛，比在指尖扎针更轻松。对风热型急性扁桃体炎、上呼吸道感染疗效佳。若有一次性测血糖针头，一种带弹簧的针头针最好，几乎没有疼痛感，对准位置，操作很方便。

3. 灸身柱穴　喜欢艾灸的朋友，还可以用身柱灸法。身柱穴（图48-2），被誉为"小儿百病之灸点"，身柱在背部督脉上，当后正中线上，第3胸椎棘突下凹陷中。含有全身支柱的意思，有补益肺气、止咳平喘、温化痰湿、健脑益智、防病强身的作用，能通治小儿科的多种疾病，不仅可预防感冒，还能促进孩子长高。古语有"小儿每日灸身柱，可保无病"之说。古时候小儿疾患均灸身柱穴。大椎穴或风门穴施灸，也有很好的退热效果。但儿科医生说，内热实热的发热不宜使用。

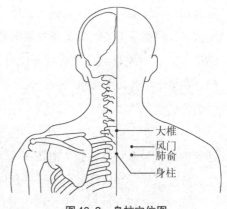

图48-2　身柱穴位图

4. 葱涎加香油外擦退热　小儿发热，不管风寒、饮食，还是发疹出痘等，都可以用葱涎加香油，用手指蘸油，摩擦小儿五心、头面、项背等处，最能解毒凉肌。若是受寒所致，不可一味用清热解毒类中成药，容易造成感冒迁延难愈，应在中医师辨证后使用。

5. 指尖放血　手指拇指少商、食指商阳、合谷治疗小儿发热、咳嗽、腹泻等，治疗小儿高热，疗效肯定。少商、商阳用锋针刺破放血，出血不畅者，可挤出数滴鲜血；合谷毫针浅刺用泻法，不留针。

十宣点刺放血退热效果好。中暑发热、神昏及其他发热，均可采用十宣放血的方法救急。因为较为疼痛，所以一般作为最后的一步操作。

6. 简易方　如果受了寒或淋了雨，一般先喝一碗热的生姜红糖茶，或者取紫苏叶15 g熬水服用，盖被子取汗退热。

若热度持续不退，口干多饮，可以用生石膏30 g加大米熬粥，代茶饮用，也有退热之效。

四豆饮：黄豆、黑豆、绿豆、白饭豆（就是眉豆）各十五粒煎服，为治小儿发热病的第一要方。对中虚相火不降的患儿，冰糖或白糖水也有退热的效果。我家小侄女有一次发热就是喝四豆饮加推天河水退烧的。

7. 常用成药及灌肠法　儿童发热容易转少阳，小儿柴桂退热颗粒对受寒导致的发热效果较好，受热导致的感冒可能用小儿豉翘退热颗粒更好，扁桃体发炎则推荐蓝芩口服液，湿气重者可选用藿香正气等成药。若是已经出现咽喉疼痛则不宜服用小儿柴桂退热颗粒，临床上曾见肺炎还在服用的患儿，热度持续不退，改用清热化痰的金荞麦片、蓝芩口服液才有改善。王栋博士推荐，对发热时手脚凉的小儿，可用风寒感冒颗粒灌肠；发热时手脚热的小儿，可用风热感冒颗粒灌肠。孩子不痛苦，效果也不错。大家可以活学活用，根据医生的意见，选用合适的药物灌肠退热。

另外，小儿生病多伴有消化不良甚至积食，需注意饮食调整，必要时加用合适的中成药如保和丸、健脾消食片等，所以儿科的中药方中多有消食的麦芽、山楂、莱菔子等，都是针对小儿脾胃虚弱的这种体质。

当然，药物的选择要根据病情而异，不是简单几句话能说清楚的，最好咨询中医儿科医生再决定。

医籍选粹

针刺身柱穴退高热。身柱穴位于背部后正中线督脉上，第3、第4胸椎棘突之间。用28号1.5寸毫针沿棘突间向上斜刺入1寸，使全脊柱有麻木感，不捻转、不提插，留针20分钟。治疗外感风寒、暑热及流行性感冒所引起的高热不退极有灵验，还可增强体质、预防感冒及传染病。

——《针灸秘验与绝招》

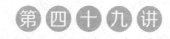

小儿急惊风速针灸

核心提示：十宣放血或推拿、物理方法退热，灸印堂穴止抽搐，指
掐商阳治急惊。

延伸阅读：管氏小儿惊风秘方。

惊风是儿童多见的证候，小儿惊厥最主要的症状表现为眼睛向上翻，或者眼睛凝视，牙关紧闭，面色发青发紫，双手握拳，关节向里收，全身肌肉强直性收缩。本证多为高热、热极生风所致，可由多种原因引起。典型的高热惊厥多见于6个月～3岁小儿，6岁以后罕见。

惊厥发作时，要禁忌任何饮食，包括饮水，待惊厥停止、神志清醒后根据病情适当给以流质或半流质。若是惊厥发作时间较长，无论有无面色发青，均应给以吸氧，以减轻脑缺氧。婴儿在高热惊厥发作时需将放在床上侧卧，保持安静，减少刺激，在婴儿的上下牙之间放一布垫，防止婴儿咬伤舌头。注意婴儿的呼吸，确保呼吸畅通，以免堵住气管引起窒息。

条件不具备时，建议针灸、推拿治疗为主，并及时到医院诊治。

1. 十宣放血　中医治疗小儿高热惊厥采用急则治标，缓则治本的原则。若是高热引起，应退热为主，可采取物理降温、小儿推拿等。

在惊厥发作之时，先用三棱针点刺十宣或十二井穴，再针太冲、涌泉、劳宫、百会、水沟、丰隆。退热较快。

2. 刺（灸）印堂　若抽搐不止，可刺印堂，针尖提起后向左右各斜刺，起针后加艾条灸。《玉龙赋》："印堂可治惊搐。"此穴针后加灸有特效。

3. 指掐商阳治急惊　民间有用指掐商阳治急惊风的方法，用两手拇食两指，各捏起患儿一食指，以拇指指甲掐住穴位，约数分钟，患儿四肢可止抽搐，两目上视亦解。

4. 脑膜炎太阳穴点刺放血 若是急慢性脑膜炎患者，可于太阳穴点刺出血，加拔火罐，双穴均取，很有效。小儿惊风，昏迷抽搐，还可以看头额太阳络脉盛处，以灯草蘸着麻油点灯淬之。情况紧急时在太阳穴点刺或灯草灸都可以。

5. 芦荟、青礞石治惊风 管氏小儿惊风秘方云：夺命莫过儿惊风，芦荟泻下显神功；又得水磨青礞石，调下痰涎主便通。服用芦荟 2.5～5 g，泻下作用显著，若加入青礞石 10 g 研磨水液调服，有逐痰降火、通便止风的疗效。

但本病在家里或常规处理后强烈建议及时去医院诊治，以免耽误救治。

医籍选粹

小儿惊风，灸（印堂）七壮。大哭者为效，不哭者难治。

——《玉龙经》

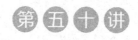

第五十讲

小儿咳喘有妙方

核心提示：*南瓜蒂治疗哮喘。*
延伸阅读：*哮喘灸法。*

哮喘在前面已有过介绍，针灸有很好的治疗效果。还有一部分小儿患者，哮喘发作针灸不方便时，风寒导致的哮喘，可以口服小青龙合剂，对减少及改善哮喘发作有很好的作用。

陈存仁还介绍过一个验方：南瓜蒂。南瓜蒂治疗小儿痰多的哮喘有相当的功效，因哮喘患者，痰涎壅塞喉头，虽经不断呕吐，仍不断生出，如不加治疗，痰涎与日俱增，倾吐为难。剧喘时不能仰卧，使人万分困苦。可用南瓜蒂10个，洗净，焙干，可请药店研为细末，每包30 g，服时用水调成糊状。3岁小儿每日2包，8岁3包，20岁5包，服后即起强烈催吐作用。但在将吐未吐时，胸头懊恼，痛苦非凡，此时宜饮温开水一至三杯，倾吐即起。因气管痉挛发生的哮喘症即可停止，并可减少往后的发作次数。如再发，再饮。逐渐会减少为2年复发一次。但也有人第一次服后毫无呕吐反应，则此药失效，应该不必再用。有的人呕吐时反应强烈，部分小儿可能难以忍受，甚至令人面青唇白，十分可怕，所以应用时的分量和次数，应由医生指导。

此外，白矾饼外贴足心也可治疗小儿咳喘，《国医论坛》曾刊文介绍：

王某，男，3岁。于1991年4月3日诊。其母代诉：2日来咳嗽，喉中痰鸣，呼吸急促，舌苔薄腻。予白矾治疗，翌日诸症消失。

治疗方法：凡小儿咳嗽气喘，喉中有拽锯声，用生白矾30 g研末，少入面粉（米粉亦可）加醋适量，和作2块小饼，分贴两足心，外用纱布固定，1日后其痰自下，咳止喘平，屡试屡效。

白矾俗称明矾，是为硫酸盐类矿物明矾石经加工提炼制成，主含硫酸铝钾。本方化痰定喘，如有小儿咳嗽痰多者，可以选用。

医籍选粹

哮吼灸法：用线一根套颈上，至鸠尾尖上截断，转向后脊背上线头尽处是穴，灸7壮。气喘难卧，灸灵台穴。

——《一针一得治百病》

小儿腹泻有妙方

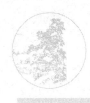

核心提示：焦锅巴，食疗法，外治法治疗腹泻效果好。

延伸阅读：手法治疗也有很好的效果。

小儿反复腹泻是很让家长头痛的问题，应首先排除小儿受凉或饮食不当的原因，轻者可喂食炖苹果泥、蛋黄等饮食调治。若是久治不愈，可选用收涩类药物，如蒙脱石散、思密达等，常规治疗无效时可参考以下方法。

1. 饮食疗法及外治法　陈存仁介绍，对于小儿轻度腹泻，不肯服药时，可吃樱桃五颗，一日三次，往往有效。如果泻出水分较多，可以另吃山楂片或山楂酱，再用马蹄煲汤代茶，能使小便增加，大便收干。如果服后不见效验，小儿又不肯服药，可以用胡椒粉、咖喱粉和面粉用温水拌合，并捏成饼状，然后贴在小儿肚脐上。这样寒气消散，腹部温暖，短期内大便便能收干而痊愈。近来有用葱白5条捣烂，吴茱萸10 g研末，与醋调成糊状，先加热至40℃，乘热敷脐部，每日换药1～2次，治疗婴幼儿秋季腹泻，也是同样的温散腹部寒气的原理，疗效也很好。

2. 锅巴焦消食止泻　对于消化不良导致的腹泻，有一个妙方——锅巴焦消食止泻。糊了的锅底，就是"锅巴焦"，四川人叫"焦锅巴"，有和中健脾、消食止泻之功，以之为细末，1日3次，每次1勺（约10 g），温开水送服，消食止泻，其效奇佳。中华人民共和国成立前，曾有人在成都做生意蚀了本，搭黄鱼车到了绵阳，两手空空，颇以没有回家的路费发愁，忽然听说当地许多小孩子患腹泻，延医吃药，全然不效。他灵机一动，想起蒲辅周告诉他的这个单方来，便在饭铺里讨些焦锅巴，晒干，研细，包成10 g一包的小包，沿街叫卖，居然吃一个、好一个。他由此而赚到路费，风风光光地回了家乡梓潼。可见这个验方疗效很神奇，当然，是对消化不良的腹泻。

3. 五倍子末醋调贴肚脐 另外有一个验方，凡是小儿久泻不止，查看肛门不红（说明炎症已消），都可用五倍子研末，温醋调成膏状，贴肚脐神阙穴，屡用屡效。好友孔令万医生告诉我，我院退休的医师王伏峰也经常用这种方法治疗小儿长期腹泻，疗效卓著。

4. 灸命门穴 命门穴治疗消化不良非常有效，不少病例仅灸命门一穴就痊愈了，可见疗效之佳。点刺四缝穴，挤出浆液，或者小儿推拿。同事孔令万医师喜用四缝穴点刺放血，配合推拿治疗本病有较好疗效。

很多年轻爸爸妈妈参加了小儿推拿的学习班，确实会提高孩子的体质，减少用药，而推拿时对亲子关系的促进是医院治疗不能达到的。有人说，爱心也是药，我相信这句话。

医籍选粹

贺普仁治疗小儿腹泻，针曲池穴。也可用温和灸法，每日1次，每次10分钟。曲池穴有清热除滞、通经止痛止泻的作用，可使经脉调畅。若是小儿泻痢，腹痛腹泻，里急后重，大便呈赤白黏液或脓血，可灸神阙穴。

——《一针一得治百病》

五官科

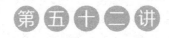

第五十二讲

耳尖放血治眼病

核心提示：耳尖放血不用太多，可治疗大多数眼病，注意卫生避免感染。

延伸阅读：耳尖放血治疗的疾病范围非常广泛，温水熨眼睛坚持也有良效。

放血疗法古称"刺络"，有开窍泄热、活血消肿的作用。杨惠华曾告诉我，耳尖（图28-2）放血几乎可以统治除白内障、青光眼外的一切眼病。我靠着"初生牛犊不怕虎"的精神，试用下来，的确效果不错。

方法：将耳轮向耳屏对折，上部尖端处即是耳尖，左手揉按，使局部充血，右手持针速刺，用酒精棉球擦其针孔，左手反复挤压，如此数次，出血量3～5滴即可。操作方便简单，见效迅速，安全可靠。以下疾病都有很好的效果。

1. 巩膜充血 2008年刚上班时，一位同事的表姐来找我看病，主要是胃胀不适、胃口差，口干口苦，头晕，同时还有两眼红赤很厉害，几乎两眼都是红血丝。她说眼睛红已经好几年了，看了许多医院都没有办法。我当时考虑她是少阳病，开了小柴胡汤，并用测血糖的针头耳尖放血，两侧各挤出来3～4滴黑血。第二次来各项症状都好转，眼睛红赤也减轻了，后来每周放一次血，1个月后眼睛红赤已经基本消失。我信心大增，对眼睛疾病大都配合耳尖放血治疗，效果都很好。

2. 降眼压 耳尖放血可以降低眼压。有医家对比发现，耳尖放血与硝酸毛果芸香碱滴眼液降眼压对照，效果无明显差异。有次去河北，大舅有高血压，由于赶早去火车站接我，没吃降压药，回到家后头晕、眼睛胀的厉害，于是我在他耳尖上放血。刚放下针，大舅就惊讶道："真奇怪，一下子不胀了，比降压药还快。"

3. 目痒 有一年去芜湖大姑家玩，表姐2岁多的儿子，当时眼睛痒好几日了，总要揉眼睛，白日还能阻止他，但每日夜里睡觉就没办法，又怕影响身体，不敢用药。于是我就给他耳尖放了一次血，当日夜里就不再揉眼睛了。我女儿有段时间也是揉眼睛很厉害，后来狠心放了两次血，揉眼基本消失，但还喜欢挤眼睛，后用桑叶熬水洗眼睛数次，但是她很抗拒，后来只好在她两耳尖贴了小号揿针，对她说这是小勋章，过了两日就缓解了。

4. 急性结膜炎、麦粒肿等　临床报道，耳尖放血还有许多作用。如治疗急性结膜炎，即红眼病（单侧患病取病侧，双侧患病取双侧）、麦粒肿、流行性腮腺炎（放血要多，挤出8～10滴血，每日1次，3～6次腮腺肿胀可以消退）、急性扁桃体炎等。还有医师用本法治疗发热、高血压、高血脂、面瘫急性期、血管性头痛、口唇疱疹等。

周楣声则提出，左右耳尖、全身百病可却。点刺出血或直接灸，对全身百病均可收效，对此以往并未曾受到注意和被发现，特以右侧耳尖为必取。耳尖放血对偏头痛、急性腮腺炎、发热、全身各部的扭挫伤——特以下肢之扭挫伤与血肿更为有效，治疗范围非常值得进一步探索。

这种放血法操作简便有效，副作用少，如果家中有人眼睛不舒服，不妨一试。但要注意做好消毒及卫生工作，避免感染。

此外，古人还有用温水熨眼的方法，一日可2～4次，坚持此法可令眼明，治疗赤眼、目痒等多种眼疾。我虽无确切治疗经验，但感觉此法改善眼部血液循环，可以明显缓解眼疲劳，坚持用这种温熨法对眼疾应该有很好的疗效。

医籍选粹

治诸目疾：盛热汤满器，铜器尤佳，以手掬熨眼，眼紧闭勿开，亦勿以手揉眼，但掬汤沃，汤冷即已。若有疾一日可三四为之，无疾一日两次，沃令眼明，此最治赤眼，及睑痒。予自十八岁因夜书小字，病目楚痛，凡三十年，用此医法，遂永瘥。枢密邵兴宗，目昏，用此法，逾年后，遂能灯下观细字，大率血得温则荣，目全要血养。若冲风胃冷，归即沃之，极有益于目。

——《苏沈良方》

眼生偷针：凡眼内眦头忽结成疱，三五日便生脓汁，俗呼为偷针。此由热气客于眦间，搏激津液所成。视其背上，即有细红疮点，以针头破之即瘥。乃解太阳经之客邪也。

——《医统》

迎风流泪并眼目昏花，霜后桑叶煎水频洗，神效。

——《奇方类编》

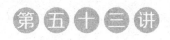

第五十三讲

牙痛分寒热

核心提示：仙人掌治疗热性牙痛，丁香花、细辛、花椒治疗寒性牙痛。

延伸阅读：合谷、偏历针灸止痛。

俗话说：牙痛不是病，疼起来真要命。记得2013年1月单位组织大家去哈尔滨，天寒地冻，我夜间牙痛发作，痛苦难以尽述。当时取针刺合谷和下合谷后迅速止痛，故能安眠。但后来抵制不住美食诱惑，遇到寒热刺激后牙痛反复，回上海后还发了一次高热，坚持没有用消炎药，买了银黄含片含服，刚入口牙痛即刻加重，赶紧吐出，可见寒证不可用寒性药。后来服用附子理中丸后逐渐缓解。

牙痛分寒性和热性，此外还有龋齿，所以用药首先要弄清是什么性质，然后再对症治疗，比如甲硝唑主要针对由厌氧菌引发的牙周炎。现在有很多中成药可以选用，同时应注意口腔卫生，避免龋齿等疾病的发生。

1. 热性牙痛　多发于体质较壮实的男性，尤其是平时容易发火和喜喝酒的人，牙痛红肿热痛比较明显。仙人掌治疗有效。取鲜仙人掌大约35 g，将刺除去，加水1碗，煎10分钟左右，把汤和仙人掌同时服下，每日2次，早晚服。或取1块鲜嫩肥大的仙人掌，用水洗净，剪去表面的针刺，再对剖成同样厚的两片，把带浆的一面贴在牙痛部位的脸上，有特效。当然，也可以买清热解毒的一清胶囊、黄连上清丸等成药治疗。

2. 寒性牙痛　寒性的牙疼多发于虚寒体质、怕冷的朋友，或多在寒冷之地发作。患者多舌色较浅，遇冷牙痛加剧，疼痛剧烈，不感觉口干，有时喝热水才会感觉舒服，这种牙痛先可含漱白酒止痛。也可使用细辛。雁荡山旅游时有当地人把细辛捆成小把卖，治疗牙痛特效，咬一根细辛就有效果。在中药店购买细辛

3～6 g熬汤漱口亦可。花椒六钱，烧酒半杯煎汤，然后漱口，寒性牙痛的症状也很快能缓解。

3. 龋齿牙痛 丁香花一朵，用牙咬碎，填入龋齿空隙，几小时牙痛即消，并能够在较长的时间内不再发生牙痛（丁香花可在中药店购买）。估计看过《甄嬛传》书籍的读者对此偏方应该有印象。

丁细牙痛胶囊清热解毒，疏风止痛。用于风火牙疼，就是急性牙髓炎、急性根尖周炎疼痛，据说疗效不错。

古代流传一个固齿神方，可治疗各种牙痛、牙病，有美白、止痛及治疗口腔溃疡的疗效，可以平时用来刷牙，具体组成见下面的医籍选粹。

医籍选粹

治牙之方甚多，苦无大效。昔有人四十后病齿，大牙已脱三个，遇德州卢南石相国之弟传此方，用之动者复固，齿病遂除，即冬月食火锅并煎炒等物，牙缝里出疙瘩，用此末多擦一二次，旋即消减，真第一效验方也。若于三四岁即用之，无间断，可保至老不脱，永免牙患。有此神方，诸方可废矣。

固齿神方：青盐五钱、石膏五钱、补骨脂四钱（制）、花椒一钱五分（去目）、白芷一钱五分、薄叶荷一钱五分、旱莲草二钱五分、防风二钱五分、细辛一钱五分。

——《修园七种合刊》

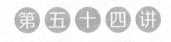

急性扁桃体炎不用愁

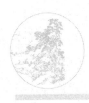

核心提示：少商穴放血、印堂穴留针都有很好的效果。

延伸阅读：扁桃体化脓需刺破；夏枯草煮鸡蛋法预防儿童扁桃体炎。

急性扁桃体炎是腭扁桃体的一种非特异性急性炎症，常伴有一定程度的咽黏膜及咽淋巴组织的急性炎症，易并发扁桃体脓肿。中医称为"乳蛾""喉蛾"或"莲房蛾"。常发生于儿童及青少年。有充血性和化脓性之分。一般咽痛明显，吞咽时尤甚，剧烈者可放射至耳部，幼儿常因不能吞咽而哭闹不安。可伴有恶寒、发热等症状。

如果儿童扁桃体很容易发炎，倪海厦介绍有夏枯草煮鸡蛋法预防。在未发病时，取夏枯草15 g，加个生鸡蛋，带壳，两碗水煮成一碗水，吃蛋喝汤，吃一次后，扁桃体炎终身不再发。发病时服用无效。不要反复服用。台湾谭杰中说，这个方子是"儿童与青少年专用"方剂，过了28岁（女）、32岁（男）基本无效。

1. 双侧少商穴放血　急性扁桃体炎在两侧大拇指少商穴（肺经井穴）放血有效。若是过食辛辣烟酒等，胃热火毒上攻咽喉导致的发炎，还可在食指桡侧缘的商阳穴点刺放血。点刺耳尖、耳垂或耳背静脉放血，对急性扁桃体炎均有较好效果。以前有一次我在值班，一个阿姨夜间扁桃体发炎，喉咙疼痛，然后要求拿药。但当时因为拿药也不是很方便，我就给她放血治疗。当时她不很相信，她说你要干什么？我说给你手指放血，她说我已经放过了。我说什么时候放的？她说刚才测血糖的时候。然后我给她解释了一下，穴位放血的效果是不一样的。结果第二日早上的时候，她就很开心地说，医生你太神了，就放了血，喉咙痛很快就消失了，晚上也没什么感觉不舒服。这样的案例非常多，很多同事感冒就找我放血，效果很好。

2. 印堂穴留针 根据《灵枢》望诊，印堂穴正好对应我们咽喉区。印堂留针对咽喉不舒服、咽痛，是效果很明显的。基本上下针之后就感觉嗓子非常舒服。我和同事孔令万经常使用这个方法，基本都有效果。记得2017年的时候，我们单位出去旅游，有个同事也是扁桃体发炎，咽喉痛，吃了头孢也感觉没减轻，于是我就给她双侧的少商穴放血，她感觉嗓子立马就轻松了，然后又给她加了一个印堂留针，一刻钟后就基本痊愈了。我儿子害怕放血，印堂留针还能接受。这是减少孩子用药的一个很好的方法。

3. 扁桃体化脓需刺破放血 若是扁桃体肿大、化脓很厉害，可用细针在扁桃体放血；若上腭红肿，呼吸困难，头面肿胀，饮食难进，用三棱针啄刺患部，放出毒血即愈。此外还可以服用六神丸加强解毒效果。此外，用吴茱萸粉适量，蛋清或醋调成小饼敷双涌泉穴，引火下行，也有减轻上部炎症的效果。

4. 六神丸外敷天容穴 王栋介绍，对于扁桃体发炎，取六神丸数粒，研碎后用胶布贴于颈部天容穴，找不到位置可直接贴在扁桃体颈部外侧投影部位，能够使药物直接作用于病位，很快消炎止痛。这对不喜欢吃药的朋友和孩子来说是个福音。

同时，我们也可以采取盐水漱喉咙这个方法，来防止咽喉发炎的加重。并且在饮食上忌辛辣食物及海鲜、螃蟹等发物，否则容易病情反复。

医籍选粹

刺少商穴及探吐法：喉症杀人最速。救治者，急将病患两臂紧捋数十捋，使血聚大指上，用油头绳扎住指根，针刺少商穴（在手大拇指甲外离甲一分许，出血），如放痧一般，两手皆然。其甚者，十指俱刺之，一面以鹅毛蘸桐油，或灯盏油探喉中，引其吐去痰涎，即咽生萝卜汁，其喉自宽。或用矾汤探吐，亦佳。

——《苏沈良方》

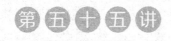

第五十五讲

鼻出血治疗方法多

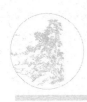

核心提示：扎手指最方便，吹鼻法也有很好效果。

延伸阅读：引火下行导引法在很多病治疗上都能用到。

鼻出血中医称为"鼻衄"，可因为鼻部疾病引起，也可由全身疾病所致，基本上每个人都发生过。一般多出血为单侧，出血量多少不一，重者甚至可引起失血性休克。鼻出血有虚实两大类。属实者多为肺热、胃火或肝火；属虚者有肝肾阴虚，阴虚肺燥，脾不统血。

有人感冒受凉容易鼻出血，出血后感冒即愈，这种情况称为"红汗"，多不需治疗；但若得衄不解，或血出不止，不可大意。若鼻出血与月经周期有密切关系，为"倒经"，需调经方可痊愈。

大家一般按压止血，或选用三七粉、云南白药、七厘散等成药。此外还有很多简便止血法，这里简单介绍几种，或许对您有所帮助。

1. 扎指法止血法 古书记载，无论哪种情况，扎指法止血法可以首先试用。用线紧扎手中指中节，左鼻出血扎右手，右鼻出血扎左手，两鼻出血则两手同扎。当然，若所扎中指末端颜色变青紫，应该及时放松以防坏死。一些书籍上还有扎脚中指，环指的，都是左扎右，右扎左，两鼻出血左右双扎。《荆州中草药》还有左鼻子出血吹气左耳，右鼻子出血吹气右耳的方法。

这个方法很有效，好友海涛曾实验过一次，另外我外甥以前经常鼻出血，扎了手指没效果，后来一问扎的是同侧，让他改成扎对侧，血就止住了，后来发作也少了。

2. 芦荟滴鼻法 芦荟也有治疗鼻出血的效果。取芦荟2 g，药研细末，每取1 g，加温开水10 ml搅匀（或鲜芦荟捣汁），仰面滴鼻2滴，每日三五次。若治鼻黏膜糜烂出血，滴鼻一两次。曾有五官科同道对此做过专门研究，疗效显著。

3. 血余炭等止血法　鼻出血不止时，还可以取自己的头发烧成灰，吹于鼻孔内。多一两次即可止血。用萝卜汁、好酒各半杯，和匀温服，并滴注鼻中，也能止血；或用藕节捣汁饮用，并滴入鼻中。

三七粉、蒲黄炭、马勃粉等药粉吹入鼻中也有止血作用。

4. 引火下行导引法　运用导引法止血，是引火下行的思路。可选用大蒜捣烂外敷脚心涌泉穴治疗小儿经常鼻出血，疗效确切。也可用吴茱萸捣成末状，炒热，调醋敷于双足心。干祖望老中医用大量生姜泥敷脚心。都是同样的原理。实在无可取材，令患者双足浸入温水中也有一定效果。

医籍选粹

治鼻衄不可止欲绝者，上茅花（按：白茅花），无即以根（按：白茅根）代。每服一大把，锉，水两碗，煎浓汁一碗，分二服。

——《苏沈良方》

衄血不止：薄荷汁滴之，或以干者水煮，绵裹塞鼻。

——《许学士本事方》

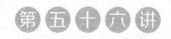

第五十六讲

腮腺炎用仙人掌或灯火灸

核心提示：仙人掌、野菊花，灯火灸或火柴头灸。

延伸阅读：手法治疗也有很好的效果。

　　小时候时常看到小朋友得痄腮（流行性腮腺炎），这是一种由病毒引起的急性传染病，冬季易发，多见于5～10岁的儿童。主要通过飞沫及患者接触后传染，多发于人群聚集处，如幼儿园、学校等。一旦孩子患过流行性腮腺炎，将永远不再患此病，因为他已经能终身免疫。男孩子要注意防止引起睾丸发炎，所以如果以下方法还没有效果，应及时至医院救治，以防病情恶化。当然，如果能够运用中西医结合治疗，很多爸爸妈妈可能会更放心。

　　1. 仙人掌外敷法　仙人掌捣汁外敷痄腮有较好效果，但需要经常用水或冷茶水湿润，因为敷药干了之后会收紧，很难受，孩子受不了。如果做不到，就用香油或凡士林来调。仙人掌是寻常家养栽培的常见植物，其药用价值非常广泛。《中药大辞典》记录其：药性苦寒，功用行气活血，凉血止血，解毒消肿。主治胃痛，痞块，痢疾，喉痛，肺热咳嗽，肺痨咯血，吐血，痔血，疮疡疔疖，乳痈，痄腮，癣疾，蛇虫咬伤，烫伤，冻伤。内服煎汤，10～30 g；或焙干研末，3～6 g；或捣汁。外用：鲜品捣敷。忌虚寒证，孕妇慎用。

　　2. 野菊花叶和野菊花　野菊花叶捣烂，在肿大的腮腺四围外敷，可以消肿，这是华佗传下来的方法。野菊花15 g煎汤代茶饮，每日1剂，也有较好效果，对痄腮引发的睾丸肿胀也有疗效。

　　3. 灯火灸角孙穴　中医有一种灯火灸，也很有效。灸耳尖正上方、颞部入发际处的角孙穴可治痄腮。选准角孙穴后，用剪刀将周围的毛发剪去，用有色水笔作一记号标点穴位。取3～4寸长的灯心草，一端蘸上少许植物油（点火前用软棉纸吸去灯心草上浮油，以防止油过多，点燃后滴下烫伤皮肤或烧坏衣服），点燃，对准穴位快速动作，猛一接触，发生"啪啪"的火爆声时即迅速移开。如无音响，当重复进行。注意用此法治疗，要灸双侧穴位。如仅灸患侧，则对控制病情不利，易引起另一侧发病。

如果实在找不到灯心草，用火柴头也可以代替，即将点燃的火柴头对准角孙穴快速点灼一下即可，火柴即灭。如果还有疑虑，再吃点中药可保无虞。

医籍选粹

华佗治痄腮神方。腮间突然肿起，系属风热之症。可用野菊花叶捣烂，四围敷之，其肿自消。

——《华佗神医秘传》

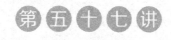

鸡鱼骨鲠喉不要慌

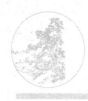

核心提示：威灵仙等醋煎可化骨。

延伸阅读：金凤花根拔牙很有前途。

吃鱼时不小心，鱼刺容易卡在喉咙里，以前家人总是让我们大口吃馒头，也有人吃糯米糖丸的，小鱼刺大多能被带下去，可能我们内陆河鱼刺较小的缘故。

但若骨刺较大可能有一定危险，有时候吃鸡也可能会有小骨头卡着，所以强行下咽的方法并不值得推荐，有时会造成食管划伤。若是骨刺较大，可使患者呕吐，用筷子重按舌根或食指扣压，可以诱发呕吐，将骨刺吐出。

如果呕吐不出，可让人用汤匙或牙刷柄压住舌头的前部，在亮光处仔细察看舌根部、扁桃体、咽后壁等，若能发现鱼刺或骨头，再用镊子或筷子夹出。

如果通过观察找不到骨刺，而仍有卡喉的感觉，也可用威灵仙10 g、乌梅3个、砂糖15 g、食醋少许，加水煎汤，缓缓咽下（或单用威灵仙）。这个小验方可将骨刺软化，松弛咽喉部肌肉。此外，还可用橄榄研烂，水冲连渣服，或以橄榄核磨水饮也有效（《急救危症简便验方》）。

古人治疗诸骨鲠塞，可用金凤花根煎汁化骨，但是有一定毒性和危险性，有人把牙齿腐蚀掉的，民间有人用来拔牙，所以不建议使用。古人还有用鸭子吐出的涎水化鱼刺的，不过这些方法我们一般用不到了。

若实在难以处理，建议及早至五官科就医，通过手术取出。

医籍选粹

　　玉簪花根辛寒有毒，入肾，软坚消肿，下骨鲠，取虫牙，故方士取牙方中多用之，但最易损齿，用之宜慎耳。

——《本草便读》

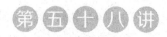

百虫入耳的奇思妙想

 核心提示：用诱导的方法或有刺激的味道熏一熏，虫子大多会出来。

延伸阅读：《医宗金鉴》诱虫法。

在野外或偶然的时候，有些小虫子会钻到耳朵里，比较吓人。怎么办呢？

这时候中医用诱导或者惊吓的方法，把虫子弄出来。

若是小虫偶入耳道，小虫还活着，简单的方法是把风油精或花露水、生姜汁、蒜汁、韭汁等刺激气味大的液体吹少许入耳，小虫受不了这个味道，自然会爬出。

如蜒蚰等物入者，以香喷喷的烤肉，或炒香的芝麻等，放在耳旁边，小虫子闻到香味，就会爬出来。

夜间时，小蛾子等趋光的小飞虫进到耳朵里，不要惊慌响叫，小虫反而惊恐乱钻，应该端坐，在耳旁点灯，或把耳朵朝向电灯等光源，小飞虫看到光，自然飞出来了。

飞蛾入耳，还有一个方法，以吸管吹耳，飞蛾也会飞出来。蝇、蚊或其他小虫偶然误入耳中，也可以用麻油数点滴入耳窍，虫即淹死，可再取出。

值得注意的是，使用驱虫或诱虫的方法，若对面有人，小虫子不敢出来，人要都向旁边避开才有效果。

中医的智慧真的很让人钦佩。

医籍选粹

　　百虫偶然误入耳中（如蝇、蚊小虫），以麻油数点滴入耳窍，虫即死取出。如蜒蚰等物入者，以烤肉或炒香的芝麻等，置于耳旁，虫闻香自出。夜间暗入者，切勿惊慌响叫，逼虫内攻，宜端坐点灯光向耳窍，其虫见光自出。若对面有人，其虫不出，人皆旁避方效。

——《医宗金鉴》

杂 病

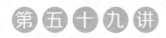
蜂蜇、蜈蚣咬伤有验方

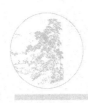

核心提示：尿液可解毒，注意去掉毒刺。

延伸阅读：大蒜可解毒。意外蜇、咬伤出现过敏反应时，应及时就医。

被蜜蜂、马蜂等蜇伤时，为了减轻疼痛、避免发生中毒，应先把硬刺取出，用手或其他方法，将毒液从伤口挤出，然后用热尿洗，人尿是很好的针对性的解毒剂。

古人还提到以下解毒方法：

（1）煮蜂房煎汤洗，外涂。或用蜂房为末，猪油调和外敷。可谓"一物降一物"。

（2）用薄荷贴之，或用酥油外敷可愈。

（3）芋梗敷之则愈。我在崇明岛时，一位朋友被马蜂蜇伤，有芋艿梗涂擦外敷，一会儿肿痛就消除了。

蜈蚣咬伤，可以嚼蒜外涂，有解毒作用。若蜜蜂、蜈蚣、蜘蛛等蜇、咬伤后出现皮疹等过敏反应，请及时就医，以防过敏性休克等意外发生。

医籍选粹

蜂蜇人，取人尿洗之。

附方《千金方》治蜂蜇人，用露蜂房，末，猪膏和，敷之。杨氏《产乳》，蜂房煎汤洗，亦得。

《圣惠方》：治蜈蚣咬方。用蜗牛擦取汁，滴入咬处。

——《肘后救急方》

蜈蚣咬伤用雄鸡，倒控鸡涎手蘸之，抹搽伤处痛立止，甚饮鸡血最相宜。

——《医宗金鉴》

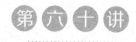

第六十讲

毒蛇咬伤不要慌

核心提示：注意缚扎、排毒、解毒的顺序，不要惊慌乱跑。

延伸阅读：入深山备好蛇药片。

在外探险，若被毒蛇咬伤后，患处一般都有较粗大而深的毒牙痕（图60-1），而无毒蛇咬伤的压痕则小而整齐。神经毒的毒蛇咬伤后，局部不红不肿，无渗液，微痛，甚至麻木，常被忽视而不及时处理，但所导向的淋巴结肿大和触痛。

被毒蛇咬伤后不要惊慌乱跑，减少活动，尽可能延缓蛇毒扩散。保持镇静，尽可能辨别蛇类。并参考以下急救法。

1. 缚扎　咬伤早期就地取材，迅速用止血带或布条，在伤口的上端（近心

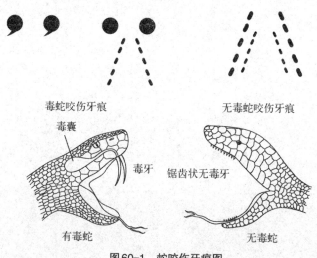

图60-1　蛇咬伤牙痕图

脏的一端）缚扎，以阻止静脉回流不妨碍动脉血流为原则。间隔半小时放松3～5分钟，以减缓毒素吸收入血。咬伤超过12小时则不宜缚扎。

2. 排毒

（1）扩创：常规消毒后，用小刀沿牙痕做纵向切口或"+"字切口，深达皮下。用清水、茶水冲洗伤口。

（2）吮吸法：用口吮、拔火罐或抽吸器等方法把伤处毒血吸出，然后可加用扩创法。吮吸者若口腔黏膜破损者不宜吮吸，以免中毒。

（3）烧灼法：用5～7个火柴头放在伤口点燃烧灼一两次，破坏毒素，适合野外急救。没有条件的，烟头等烧灼伤口亦可。《急救危症验方》记载：治一切蛇毒咬伤，甚至牙关紧急，焮痛难当，急食蒜饮酒，再将独蒜切片（蒜瓣切片亦可）放咬处，以艾灸之，轻者五七壮，重者三五十壮，拔去毒即愈。

（4）针刺法：在出现肿胀时，在手指蹼间八风、足趾蹼间八邪针刺放血，从近心端向远端挤血。注意：在蝰蛇、尖吻蝮蛇咬伤时慎用扩创及针刺，防止出血不止。

3. 解毒　常用的蛇药有南通蛇药片、上海蛇药片、季德胜蛇药片等。大多既可内服，又可外用。可饮好醋一两碗解毒，或用醋调外敷。若周围有白花蛇舌草、半枝莲等外敷也可。

自救的同时，要迅速送有救治经验的医院抢救，千万不要到处乱转延误救治。各山地卫生所及省县立医院，均备有抗毒蛇血清、破伤风疫苗。

另外，应注意，救治后应该在一段时间内忌盐，直至伤口愈合，否则伤口难愈。这是刘力红《思考中医》中介绍的经验。

医籍选粹

治一切蛇毒咬伤，甚至牙关紧急，焮痛难当，急食蒜饮酒，再将独蒜切片（蒜瓣切片亦可）放咬处，以艾灸之，轻者五七壮，重者三五十壮，拔去毒即愈。

——《急救危症简便验方》

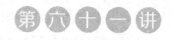

第六十一讲

煤烟中毒找白萝卜

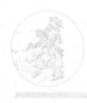

核心提示：白萝卜治疗煤气中毒。

延伸阅读：房中放盆水，并使窗户有透气处，以预防煤气中毒。

古人冬天也烧煤，所以也有煤气中毒发生。为了避免这种情况，古人多在房中放盆水，并使窗户有透气处，来预防煤气中毒的发生。

现在除了烧煤炉，还有就是煤气灶泄露等情况。若遇到人煤气中毒，进房间救人时，要立即用湿毛巾掩住口鼻，进入室内，关闭煤气开关，打开门窗，使空气流通。切记：禁止扳动电源开关或开火，以防爆炸。

古人急救中用的最多的是我们日常吃的白萝卜。

张大昌《急病方》中介绍，若煤气中毒时头晕、心口作呕，乃至烟熏中毒欲死，昏不知人，赶紧用生萝卜汁灌服，灌之即活。无萝卜则用叶，干萝卜水泡捣亦可。新汲的冷水灌服也有一定效果。必要时再送医院行高压氧舱等治疗。萝卜化痰理气，色白味微辛入肺，故可治疗本病。

《本草纲目拾遗》提到："地骷髅（地枯萝），乃刈莱菔时偶遗未尽者，根入地，瘦而无肉，老而多筋，如骷髅然，故名。能大通肺气，解煤炭熏人毒，非干莱菔也。"现代医家借鉴这个记载，多用于一氧化碳中毒后遗症的治疗。据说上海名医何时希就有一个"宣肺解毒疏理方"，用地骷髅为主药来治疗一氧化碳中毒后遗症，收效较佳。

出现煤气中毒后，不要恐慌，一方面要使用白萝卜急救后，还要及时拨打急救电话，到医院进一步诊治。

其实，现在雾霾这么严重，也是一种烟毒，多吃点白萝卜，喝点白萝卜汁，我认为，对于减轻肺部损伤应该也有很好的作用。

医籍选粹

中煤熏毒，一时运倒，不省人事，用萝卜捣汁，灌口鼻，移向风吹便能醒。

——《唐瑶经验方》

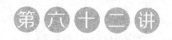

第六十二讲

醉酒中医来解毒

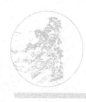

核心提示：解酒茶，嘉应子，枳椇子，醋。耳穴放血解毒。

延伸阅读：酸味食品大多能解酒。

　　醉酒就是急性乙醇中毒。饮酒过量易伤身，除了呕吐、宿醉头痛，胃部不适，行为也不由自主。酒性辛热，耗散肝气，治疗应以"肝之病，补用酸，助用焦苦，佐以甘味之药调之"。故解酒多用酸、甘之品。首先可以点穴催吐，让醉者俯身低头，刺激喉头黏膜可催吐。然后可以用下面的方法解酒。

　　1. 葛根粉　解酒的经方叫"葛花解醒汤"，疗效不错，目前有葛花解酒茶可选购，也可购买葛粉冲服，这在湘西一带是很常用的解酒食品。湘西人喝酒比较猛，就是因为有这个打底，把酒解掉很多，自然饮酒难醉。

　　2. 枳椇子　枳椇子，又名木蜜、拐枣、鸡爪子等，民间还有"千杯不醉枳椇子"的说法，酒后生吃几颗拐枣，能醒酒安神。去宜春旅游时，当地人介绍，用枳椇子研末，喝醉了，冲水喝就可以很快苏醒。

　　3. 菊花茶　《外台秘要》提到：治酒醉不醒，九月九日真菊花，为末饮服。取上好菊花做成散末，冲服也有解酒的功效，故而可以喝菊花茶，清肝解酒，有一定效果。

　　4. 嘉应子　有位国际友人喝醉，陈存仁送其一盒李子做的嘉应子，次日友人大赞中国的饮食文化：解酒效果好，还这么好吃！民间常用的甘蔗汁（或蔗糖水）、西瓜汁、橄榄汁、红茶，都有醒酒的效果。还有一些酒客在喝酒后喜欢喝一点醋，效果不错。

　　5. 耳垂上的解酒穴　倪海厦介绍，临床上遇到醉酒、发酒疯的患者，在耳垂上女孩穿耳洞的地方（即是解酒穴），放两滴血出来，可以醒酒，一般可以很快醒过来。若是放血后还在发酒疯，多数是装醉了。如果耳朵此处已经先打洞，在解酒穴旁边放血，也有同样效果。

在亲友醉酒时，上述方法不妨一试。必须注意的时，肝病的患者应忌酒，不可因此就放纵自己。覆水难再收，枯木难回春，已有的损伤很难再恢复原样。

医籍选粹

大醉酒，连日烦毒不堪方……生葛根汁一二升，干葛，煮饮，亦得。

欲使难醉，醉则不损人方。捣柏子仁、麻子仁各二合，一服之，乃以饮酒多二倍。

——《肘后备急方》

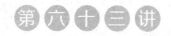

药物中毒的验方

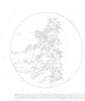

核心提示：麻油，甘草，绿豆，白扁豆及扁豆花。

延伸阅读：解毒药多不可热服。

据明代陆粲《庚巳编》记载：一位御医盛寅某日早晨刚走进御药房，突感到头痛、眩晕，随即昏倒，不省人事。由于病来得急，众人束手无策，如何是好？有一位医生闻讯后，随手取中药甘草浓煎后即让他服下。没多久，盛寅苏醒了，众御医们颇感惊奇。这位医生解释道：盛御医因没吃早饭进了药房，胃气虚弱，未能抵御药气熏蒸，中了诸药之毒，故而昏倒。因为甘草能调和诸药之性、解百药之毒。因此，让他服用甘草水后便可苏醒。

听有位老师讲，一位老中医，医术精湛，来他这里治病的，都是一些老病号。每个这样的患者第一次来时，他基本上是开300～500 g生甘草，让患者回去喝半个月再来。那些患者回去喝了半个月甘草后，都回来了，说感觉好多了。接着，老先生再给他们仔细诊断，开别的方子。原来，到这里看诊的这些老患者，哪个不是吃了无数的药？他们的病本身就没那么严重，但因为吃了这些药就变得严重和复杂了。老先生首先用大剂量的甘草，就是为了给患者解药毒的。这个方法非常高明，但是长期服用大剂量甘草，部分患者会有水钠潴留的水肿表现，水肿的患者不能使用此法，这是值得注意的。

大家都知道，很多时候，吃中药不要吃绿豆，就是因为绿豆能降低药物的作用。绿豆和甘草、麻油是常用的解毒药。中药毒、鸩毒已死，只要心头尚温都可急救，用绿豆粉三合，清水调灌有效。

另外，中一切诸毒，赶紧多灌服麻油，多可保无虞。

白扁豆也是解毒良药，前面介绍过妊娠中毒时首选的就是白扁豆，熬浓汁服。中一切药毒垂危者，用白扁豆花擂水服，解毒效果也很好。

还要注意一点：凡是中毒，服解毒药，不可热服，因毒素得热则加重，所以要冷服才行。

医籍选粹

治中一切金石、草木、牛马、百药之毒，甚者如砒石、芫花、芫青、斑蝥、天雄、附子、射罔、巴豆、甘遂之类，大黑豆、生甘草同煮浓汁，每次服半碗，细细饮之，未效再服。若吐，过一会再喝，大有奇效。无黑豆时，绿豆亦可。

中附子、川乌、草乌毒，呕吐不止者，以香油灌下立解；或用冷水调服远志末；浓煎甘草汁冷饮极妙。

服硫黄过度者，吃豆腐立解。

中各种药毒烦闷欲死，用葛根煎浓汁服可无恙，或用葛粉冲服。

中一切药毒垂死者，白扁豆花，擂水服，妙。

——《急救危症简便验方》

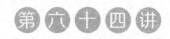

第六十四讲

食物中毒莫担忧

核心提示：绿豆甘草汤，地浆水解毒。

延伸阅读：食物中毒相制之妙。

因误吃各种食物中毒，乃致药物中毒。症见四肢无力，恶心呕吐；神色大变，脘腹疼痛。应尽可能呕吐或排出毒物，尽快用淡盐水洗胃（野外用河水等也可以），再用各方解毒。若是吃了毒蘑菇等东西，应携带服用的蘑菇等样品，方便就医时医师参考。简单处理后应及时就医，不可掉以轻心。

若是吃螃蟹、鱼虾中毒，可以用生姜汁、紫苏叶煮浓汁饮。所以我们在吃螃蟹时多喝苏叶茶，或用生姜。生藕捣汁，或蒜汁或麻油也可解鱼蟹毒。

凡某种饮食吃了不舒服，如吃了淀粉胃痛，吃麦芽即解；吃杏仁中毒，煮杏核皮水，饮之即解；银杏中毒，可用银杏壳熬水服用解毒。这类物理相制之妙，平日可细心体会。

甘草、绿豆、麻油除了治疗药物中毒，在饮食中毒但不知何物引起时，或用绿豆甘草煎服即解，一般可用绿豆 30～60 g，甘草 15～30 g，水煎服，可解百物中毒，二者单用也可。多饮麻油也可解毒，还可以用生甘草、荠苨等分煎汤饮，多有效。如觉腹中不不舒服，可以生黄豆试之，若口嚼不闻腥气即是中毒，急以升麻 15 g 煎汁饮，手探吐多可保无恙。

一切蘑菇毒、草药毒、闭口椒毒、断肠草毒，都可以饮地浆水可解，也可解一切药物、鱼肉、果菜毒。在干净土地上掘三尺深，用净水倾入搅浊，稍待沉淀，去上浮末，取半浊半清者饮用，所谓"洗尽腹中毒，全凭地上浆"，然后再做其他处理。

医籍选粹

吃鲈鱼肝、河豚鱼中毒。用芦根切碎，煮汁饮一升（1 000 ml）。

中蟹毒。凡蟹未经霜多毒。治食蟹中毒，生姜汁、苏叶煮浓汁饮，可解；生藕捣汁，或蒜汁或麻油俱可解。

一切草毒、笑蕈毒、蘑菇毒、草药毒、闭口椒毒、断肠草毒。俱饮地浆可解，也可解一切药物、鱼肉、果菜毒。

——《急救危症简便验方》

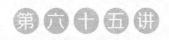

第六十五讲

晕针晕灸需避免

核心提示：不针之脉：脉结代散微促疾芤。六情不针：累、饥、饱、气、劳、喜。

延伸阅读：非专业人士避免用针，必要时选用四肢穴位。

前面讲了很多针灸的问题，可能有些没有学过针灸的会担心：针灸安全不安全？这就牵涉许多针灸意外的情况。一般来说，如果用艾灸问题不大，注意不要烫伤就可以了。针刺的话避开胸部、腹部的脏器，如果只是扎四肢的常见穴位，即使穴位不准确，也不会有什么危险，唯一可能遇到的是有人有晕针，甚至有晕灸的可能。

不针之脉：脉结代散微促疾芤。六情不针：过度疲劳（累）、饥饿（饥）、餐后不满半小时（饱）、与人争吵或殴打后，情绪不正常者（气）、运动后未经休息1小时以上者（劳）、洞房花烛者（喜），不宜针刺，否则易晕针。

一般情况下，饥饿、疲劳、大渴时，应让患者适当进食、休息、饮水后再予针刺，否则易晕针。很多人习惯早晨空腹来扎针，就容易发生晕针。如果有人曾发生过晕针或晕灸的经历，那么非专业人士就尽量避免使用针灸的方法，以按压或其他方法为主，以避免意外。

晕针发生后，应立即出针，坐者应使其平卧，予饮用温开水或温糖水，以免反应深化、恶化。晕针所致的休克，应掐按水沟穴，或用搐鼻散或其他刺激性的药粉等取嚏，或投以兴奋剂等，并饮以温糖水，必要时可选择百会、足三里等穴位用灸法，灸至脉搏由细微转至明显，就可以停灸。

如采用作用强大的直接灸或吹灸，以及位置固定、作用集中的熏灸，可能发生晕灸。晕灸均属一过性，停灸后稍待片刻即可消除。

　　绝大多数情况下，只要操作规范，针灸都是很安全的，实在担心的时候，请专业中医师来操作，一般就没什么可担心的了。

医籍选粹

　　不针之脉：脉结代散微促疾芤。六情不针：过度疲劳（累）、饥饿（饥）、餐后不满半小时（饱）、与人争吵或殴打后，情绪不正常者（气）、运动后未经休息1小时以上者（劳）、洞房花烛者（喜），不宜针刺，否则易晕针。

——《古典针灸大家周左宇医道精要》

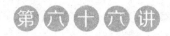

旅游常备药物推荐清单

世界那么大，大家都想去看看。现在旅游已成为很多人的常态，还有很多人要去国外度假或留学。但由于各地气候不同，气温多变，饮食各异，加上旅途疲劳，各类疾病便容易乘虚而入。若遇到感冒、拉肚子、扭伤……怎么办？以下是资深中医师推荐的旅行或出国的必备药品清单。

（一）晕车药——不仅仅治疗晕车

清凉油、风油精

[组成] 清凉油含薄荷脑、薄荷素油、樟脑、桉油、丁香油、肉桂油、樟脑油等。风油精主要含有薄荷脑、水杨酸甲酯、樟脑、桉油、丁香酚等成分。

[功效] 二者功效相似。

（1）清凉油可清凉散热，醒脑提神，止痒止痛。用于感冒头痛，中暑，晕车，蚊虫叮咬。

（2）风油精可清凉，止痛，祛风，止痒。用于蚊虫叮咬及伤风感冒引起的头痛，头晕，晕车不适。

（3）驱虫，如小虫入耳可用风油精驱除。据说在浴水中加两滴风油精，不仅有清凉作用，还有驱蚊之效。

[注意] 二者对受寒引起的头痛鼻塞效果不佳。孕妇、新生儿忌用！老人慎用！对本品过敏者禁用，过敏体质者慎用。切勿触及眼睛、口腔等黏膜，皮肤破损处忌用。

（二）水土不服、胃肠炎药

1. 藿香正气滴丸（口服液、胶囊）

［组成］主要成分为藿香、茯苓、大腹皮、紫苏叶、白芷、橘皮、桔梗、白术、姜炙厚朴、法半夏、甘草等。还有丸剂、口服液、软胶囊等剂型。

［功效］解表化湿，理气和中。主要有止吐，镇痛，解痉，增强细胞免疫功能和抑菌作用。

［用途］

（1）现代用于治疗过度避暑，贪食生冷导致的"空调病"（中医属阴暑病）疗效不错。

（2）受寒湿导致的胃肠炎和感冒，对腹胀、腹痛、恶心呕吐及大便稀溏有较好作用。藿香正气能表里双解、化湿和中。

（3）进食生冷如冷饮、螃蟹等导致肠胃受寒湿引发的腹痛、腹泻和消化不良等。

（4）芳香化浊，常用于脾湿胃浊引起的食欲不振、舌苔白厚腻、腹泻等症。

（5）常用于水土不服导致的呕吐、腹泻。

（6）对于湿疹，手脚起的小水疱伴瘙痒也有很好的治疗作用，可以口服或外涂。有人用于足癣，将患足用温水洗净、擦干，将藿香正气水涂于足趾间和其他患处，早晚各1次，5日1个疗程，连用1～3个疗程。有一定效果。

2. 香连片（附：黄连素片）

［组成］萸黄连，木香、黄连。

［功效］清热化湿，行气止痛。

［用途］

（1）香连片治疗大肠湿热所致的痢疾，症见大便脓血、里急后重、发热腹痛；肠炎、细菌性痢疾见上述证候者。对急性胃肠炎的腹泻、腹痛疗效较好，是拉肚子常用的成药。

（2）黄连素是中药黄连、黄柏、三颗针等植物中的一种重要的生物碱，有显著的抑菌作用，主要用于治疗消化系统感染，如痢疾杆菌、大肠埃希菌、金黄色葡萄球菌等引起的急性胃肠炎、痢疾等。

（3）现代研究表明黄连素具有明显的降血脂、降血糖、降压作用，并可改善心律失常、增加冠状动脉血流量，抗心力衰竭和防治短暂性脑缺血发作等作用。

（4）孕妇腹泻一般也可使用黄连素及香连片，但妊娠期头3个月慎用。

（三）感冒、咳嗽、消炎药

1. 正柴胡饮颗粒（附：小儿柴桂退热颗粒）

[组成] 柴胡、陈皮、防风、赤芍、甘草、生姜。

[功效] 发散风寒，解热止痛。主要有解热、镇静、镇痛、抗炎、抗病毒、抗过敏等作用。

[用途]

（1）外感风寒初起：发热恶寒，无汗，头痛，鼻塞，喷嚏，咽痒咳嗽，四肢酸痛；流行性感冒初起、轻度上呼吸道感染见上述证候者。风热感冒者不适用，特别是口渴，鼻流浊涕，咽喉肿痛，咳吐黄痰者。

（2）有抗过敏作用，对于鼻炎及部分皮肤过敏类疾病，有一定抗过敏作用。

（3）带孩子出游则可准备小儿柴桂退热颗粒，对儿童受寒导致发热有较好效果，同样不能用于风热型感冒。此外，有肝胆疾病、阳虚的人感冒也可以服小儿柴桂退热颗粒。

[注意] 孕妇禁用，糖尿病患者慎服（含糖型）。

2. 小柴胡颗粒/丸

[组成] 柴胡、姜半夏、黄芩、党参、甘草、生姜、大枣。

[功效] 解表散热，疏肝和胃。

[用途]

（1）寒热往来、胸胁苦满、食欲不振、心烦喜呕、口苦咽干的感冒病症，邪犯少阳证，多见于肝胆疾病患者的感冒。

（2）主要针对少阳经（身体侧面）的炎症，如中耳炎、偏头痛。

（3）可配合三黄片或一清胶囊治疗胆囊炎发作。

（4）女性的经期感冒多用小柴胡汤。

3. 金荞麦片

[组成] 金荞麦。

[功效] 清热解毒，排脓祛瘀，祛痰止咳平喘。

[用途]

（1）金荞麦片是中药的"抗生素"，金荞麦对金黄色葡萄球菌、肺炎链球菌、大肠埃希菌、铜绿假单胞菌均有抑制作用。多用于急慢性气管炎、肺炎、肺脓疡和哮喘等多细菌感染性疾病的治疗之中。特别是对症见咳吐腥臭脓血痰液或咳嗽痰多、喘息痰鸣的患者，治疗效果明显。

（2）金荞麦片对于肠道疾病也有一定的疗效，对大便泻下赤白脓血的拉肚子和痢疾等有效。

（3）金荞麦又叫"开金锁"，对扁桃体炎、扁桃体周围脓肿也有效果。

（4）金荞麦还有很好的抗癌作用，主要对肺癌、宫颈癌、鼻咽癌有效，也有相关的成药威麦宁问世，专门针对肺癌。

（5）对儿童、孕妇一般没有不良影响。

4. 一清胶囊／三黄片（黄连、黄芩、大黄）

[组成] 大黄、黄芩、黄连。

[功效] 清热泻火解毒，化瘀凉血止血。为中成药中的广谱"抗生素"和消炎药。

[用途]

（1）清热解毒，抗菌消炎。一般用于火毒血热所致的身热烦躁、目赤口疮、咽喉牙龈肿痛、咽炎、扁桃体炎、牙龈炎、大便秘。

（2）出血性疾病，如上消化道出血以呕吐鲜血者，或因热导致的鼻出血、牙龈出血、痔疮出血也有效果，是从经方泻心汤演变而来。

（3）可以外用，治疗疮疡、伤口有消炎及促进愈合的作用。可以将一清胶囊拆开外用或三黄片研细粉，可以促进口疮及伤口愈合。

（4）外出时带药过多可以代替胆宁片通便利胆（大黄为主）。

（四）急救药

麝香保心丸（或速效救心丸等）

[组成] 人工麝香、人参提取物、人工牛黄、肉桂、苏合香、蟾酥、冰片。

[功效] 芳香温通，益气强心。

［用途］用于冠心病的心绞痛发作，缓解及心悸等症状，症见心前区胸闷、胸痛固定不移；心肌缺血所致的心绞痛、心肌梗死等。是老年人，特别是心血管疾病患者的常备药。

［注意］孕妇及对本品过敏者禁用。

（五）伤药

1. 云南白药粉（或三七粉）

［组成］三七及保密成分。

［功效］止血化瘀，活血止痛。具有修复创伤、止痛和抗炎等作用。

［用途］

（1）平时磕伤、碰伤、局部淤血、肿痛都可以用云南白药消肿止痛，尤其是许多运动员身边经常会备云南白药，该药为天然中药成分，副作用很少。

（2）治疗刀枪、创伤出血，吐血，衄血，咳血。对刀枪跌打诸伤，无论轻重，出血者温开水送服；瘀血肿痛及未出血者，温黄酒送服。每次用量0.25～0.5 g，每日4次。跌打损伤重者，应先取"保险子"一粒酒送服，再服药粉。轻伤及其他病症患者可不必服用"保险子"。神志不清者可灌肠给药。

（3）治疗红肿毒疮初起，除内服散剂0.25 g或胶囊1粒外，尚可另取药粉适量调匀外敷。已化脓者，则不宜外敷。

（4）妇科一切血证，如痛经、闭经、月经不调、经血过多、红崩、血带、产后瘀血等，每次0.25～0.5 g，温黄酒送服，每日4次。经血过多和红崩者宜温开水送服。慢性胃炎和消化性溃疡出血，每次0.25 g，每日4次，温开水送服。

（5）复发性口腔溃疡，用白药粉吹敷溃疡面，每日2～3次，3日溃疡面可愈合。

（6）秋季腹泻，用白药1 g，加60%～70%乙醇调成糊状，敷于脐窝，并用伤湿膏固定，每隔6～8小时将脐部药物加酒精湿润，每1～2日换药1次，连用3～4次。有脱水、酸中毒、电解质紊乱者给予补液，体温超过39℃的应服退热药。

（7）治疗带状疱疹和肋软骨炎，用白酒调成糊状外敷患处，每日3～5次。治疗冻疮，将白药粉撒在冻疮溃疡处，再用消毒纱布包扎，未溃疡者用白酒调敷并注意保温，用药2～3次可愈。

[**注意**] 不可过量或长期服用云南白药。一次量不得超过0.5 g，每日大剂量不应超过4 g。大剂量服用会出现恶心呕吐、面色苍白、四肢厥冷等反应，严重者可致急性肾功能衰竭。对本品有中毒、过敏史或伴严重心律失常者忌服。服药期间，忌食蚕豆、鱼类和酸冷等食物。孕妇忌服。服用本品后若出现上腹不适、灼心、恶心等现象，应立即减量或停药。

2. 创可贴、无菌纱布 外伤的包扎处理。途中因拥挤难免出现碰撞、擦伤等，如果仅是小外伤，带上简便的创可贴就能起到预防感染的作用。大的创伤需配合云南白药了。

（六）眼药

（**盐酸**）金霉素眼膏

[**组成**] 金霉素。

[**功效**]

（1）治疗结膜炎、麦粒肿及沙眼等眼部炎症。

（2）作为外用消炎药，用于小伤口的愈合，鼻孔干燥、烂嘴角，以及头、面或其他部位的小疖肿都可以外用。虽然这是西药，作为中医我推荐中药，但不否认这是很方便的一种眼科药物。尽管耳尖放血等可以解决大部分眼病，但有人不接受或不方便时金霉素眼膏这不失为一个很好的选择。

（七）其他个人装备

1. 盐 用于伤口的消炎，腹泻时补充丢失的盐分，也可以用来探吐，或咽喉发炎、口腔溃疡时漱口消炎用。当然这在国外宾馆、饭店都有，其实也是很有用的，不要忽视盐的作用。

2. 艾条 用于蚊虫叮咬、蛇咬伤及各种疾病的救急。可以防治各种蚊虫叮咬，也可治因虚寒导致的疾病，如寒证痛经、哮喘、腹痛等。此外，艾灸足三里可以提高免疫力和体力。艾烟还有防疫的效果，这在古籍中也有很多记载。

3. 针灸针 用于针刺和放血，在不慎扭伤和各种疼痛的治疗中尤为重要。治疗急症，如中风、心绞痛、牙痛以及各种扭伤。

4. 其他　若是进入疫区，应准备合适的中成药或中药颗粒剂以防万一，根据情况准备口罩、一次性手套及消毒湿巾等个人防护用品。在进入山林时根据情况配备蛇药片或驱虫剂等。

[注意]

（1）网络上的急救包还有针线、口罩等物品，都是可能用到的。您可以根据外出需要把急救包进一步整理、补充。

（2）外出旅游的老人如患有慢性疾病，比如高血压、冠心病、糖尿病等，出门时药品一定要带全。除了每日需服用的常规长效药品外，还要准备急救药，如硝酸甘油、速效救心丸等，以避免出现意外，如果出现胸痛等不适症状应及时服用。

（3）出门前一定要检查药品是否过期。

（4）有旧病易复发的人注意随身携带紧急联系人或私人医生的联系电话卡片等资料。

主要参考书目

［1］ 胡其重.急救危症简便验方［M］.北京：中国医药科技出版社，1992.

［2］ 葛洪.肘后备急方［M］.天津：天津科学技术出版社，2000.

［3］ 金风玉露.古今单验方选评［M］.沈阳：辽宁科学技术出版社，2013.

［4］ 德轩氏.普济应验良方［M］.清道光四年刻本.

［5］ 高树中.一针疗法［M］.济南：济南出版社，2007.

［6］ 管鹏声.管氏医家12代秘方选注［M］.合肥：安徽科学技术出版社，1996.

［7］ 贺普仁.一针一得治百病［M］.广州：广东科学技术出版社，2012.

［8］ 孙国杰.针灸学［M］.上海：上海科学技术出版社，1997.

［9］ 何绍奇.读书析疑与临证得失［M］.北京：人民卫生出版社，1999.

［10］ 李可.李可老中医急危重症疑难病经验专辑［M］.太原：山西科学技术出版社，2006.

［11］ 彭静山，费久治.针灸秘验与绝招［M］.沈阳：辽宁科学技术出版社，2008.

［12］ 耿恩广，邓安华.实用针灸捷钥［M］.天津：天津科技翻译出版公司，1998.

［13］ 周尔晋.火柴棒医生手记［M］.合肥：合肥工业大学出版社，2006.

［14］ 周尔晋.人体X形平衡法［M］.合肥：合肥工业大学出版社，2002.

［15］ 周楣声.灸绳［M］.青岛：青岛出版社，2009.

［16］ 吕景山，何珂槐，耿恩广，等.单穴治病选粹［M］.北京：人民卫生出版社，1993.

［17］ 佚名.民间针灸绝技［M/OL］.［出版地不详］：［出版社不详］，1959.［2020-01-06］.http://wenku.baidu.com/view/8dad2389a0116c175f0e487e.html?pn=50.

［18］吴谦，等．医宗金鉴［M］.北京：人民卫生出版社，1963.

［19］张大昌.张大昌医论医案集［M］.北京：学苑出版社，2008.

［20］赵俊欣.十一师秘要［M］.北京：学苑出版社，2008.

［21］中国中医研究院.蒲辅周医疗经验［M］.北京：人民卫生出版社，2005.

［22］陈存仁.津津有味谭［M］.桂林：广西师范大学出版社，2010.

［23］陈存仁.我的医务生涯［M］.桂林：广西师范大学出版社，2007.

［24］陈存仁，余符初.痔漏肠腹肛门各病验方［M］.台北：震旦图书公司，1973.

［25］中里巴人.求医不如求己［M］.南京：江苏文艺出版社，2009.

［26］张颖清.生物全息诊疗法［M］.济南：山东大学出版社，1987.

［27］杨鹏举.中医单药奇效真传［M］.北京：学苑出版社，2005.

［28］干祖望.干祖望医书三种［M］.济南：山东科学技术出版社，2002.

［29］倪海厦.人纪系列针灸篇［EB／OL］.（2018-08-21）［2020-01-06］.https://wenku.baidu.com/view/d5030f71590216fc700abb68a98271fe910eaf9f.html.

［30］李先晓.李德修小儿推拿秘笈［M］.北京：人民卫生出版社，2010.